Esther de Bruin, Anne Formsma und Susan Bögels

Mindful2Work

Zu diesem Buch gehören Meditationen, die Sie auf www.arbor-online-center.de/deBruin_Mindful2Work herunterladen können. Sie können das Material gerne für Ihre eigene Praxis nutzen, es an Freundinnen und Freunde verschenken oder auch für die Arbeit mit Ihren Klientinnen und Klienten, Kolleginnen und Kollegen einsetzen. Eine weitergehende gewerbliche Nutzung und auch die Bereitstellung im Internet indes gestatten wir nicht. Wir bitten Sie, allzeit auf die Quelle des Materials zurückzuverweisen – also anzugeben, dass das Material von www.arbor-verlag.de stammt.

Esther de Bruin,
Anne Formsma und Susan Bögels

Mindful2 Work

Effektives Training gegen Stress und Burnout mit Bewegung, Yoga und Achtsamkeit

Übungsbuch

Aus dem Niederländischen von Anja Lademacher

Arbor Verlag
Freiburg im Breisgau

Die Originalausgabe erschien 2018 unter dem Titel:
Mindful2Work. Doeltreffende anti-stress-training met mindfulness, yoga en actief bewegen.
Werkboek bei Lannoo Campus, Houten, Niederlande.

Deutsche Erstausgabe
1. Auflage 2019

Lektorat: Usha Swamy
Titelfoto: © DragonImages/istockphoto.com
Fotos Anhang: Anne Formsma und Sanne van Berge
Hergestellt von mediengenossen.de
Druck und Bindung: Kösel, Krugzell

Dieses Buch wurde auf 100% Altpapier gedruckt und ist alterungsbeständig.
Weitere Informationen über unser Umweltengagement finden Sie unter
www.arbor-verlag.de/umwelt

www.arbor-verlag.de

ISBN 978-3-86781-245-0

Inhalt

Wichtiger Hinweis

Die Ratschläge und Übungen in diesem Buch sind von den Autorinnen sowie dem Verlag sorgfältig geprüft worden. Dennoch kann eine Garantie nicht übernommen werden. Bei Beschwerden sollten Sie auf jeden Fall eine Ärztin, Psychotherapeutin, Psychologin oder Heilpraktikerin Ihres Vertrauens zu Rate ziehen. Eine Haftung der Autorinnen oder des Verlages für Personen-, Sach- und Vermögensschäden ist ausgeschlossen.

Vorwort

Alle sprechen im Augenblick über Achtsamkeit. Es gibt also ganz offensichtlich ein Bedürfnis danach. Das hat natürlich etwas mit unserer hektischen Lebensweise zu tun, die wohl für die meisten von uns kaum achtsame Momente bereithält. Mit der Achtsamkeit ist es wahrscheinlich ein wenig so wie mit »Bewegung auf Rezept« – auch so ein moderner Hype. Selbst wenn man sie nicht wirklich mag, sollte man sie praktizieren, weil ein stressiges und oberflächliches Leben nicht förderlich für das psychische Wohlbefinden ist, ebenso wie zu wenig Bewegung. Auch Yoga ist so ein Hype. Yoga-Studios schießen wie Pilze aus dem Boden und scheinen die Fitnessstudios als Antwort auf das stressige westliche Leben an Beliebtheit sogar noch zu übertreffen. Wenn Sie also tatsächlich wissen wollen, was es mit Achtsamkeit auf sich hat, mit aktiver Bewegung, Yoga und besonders mit einer durchdachten Kombination dieser drei Elemente, dann lesen Sie dieses Buch. Es wird Ihnen zu mehr Klarheit auf diesem Gebiet verhelfen.

BRAM BAKKER, Psychiater und Publizist
März 2018

Bewusste aktive Bewegung, Yoga und Achtsamkeit

Was Sie darüber wissen sollten

*»Die beste Möglichkeit Momente einzufangen,
ist aufmerksam zu bleiben.
So kultivieren wir unsere Achtsamkeit.
Achtsamkeit bedeutet wach zu bleiben.
Es bedeutet zu wissen, was du gerade machst.«*

Jon Kabat-Zinn

Bewusste aktive Bewegung

Sport oder bewusste aktive Bewegung ist eine körperliche Aktivität, bei der über die physische Bewegung Kraft, Schnelligkeit und Geschicklichkeit sowohl des Körpers als auch des Denkvermögens trainiert werden. Jeder weiß, dass uns körperliche Bewegung guttut, vor allem um körperliche Gesundheit zu erlangen und aufrechtzuerhalten. Sport liefert uns Energie, hält uns fit und verringert das Risiko für Herz-Kreislauf-Erkrankungen und Diabetes, stärkt Muskeln und Knochen und reguliert unser Gewicht (Center for Disease Control, 2015).

Die Vorteile von körperlicher Bewegung

Körperliche Bewegung hat neben diesem gesundheitlichen Aspekt noch weitere Vorteile. Sport kann das psychische Wohlbefinden steigern und Stress vermindern. Eine halbe Stunde Fitnesstraining, ein flotter Spaziergang oder ähnliche aktive Bewegung können für bessere Laune sorgen oder für angenehme Entspannung nach einem stressigen Tag. Verschiedene Untersuchungen haben gezeigt, dass Endorphin – auch bekannt als das Glückshormon – ausgeschüttet wird, wenn man sich

Sport ist eine gute Möglichkeit, zu entspannen, und sorgt für bessere Laune.

bewegt (Chu, Koh, Moy, Müller Riemenschneider, 2014; Stathopoulous, Powers, Berry, Smits, Otto, 2006). Dank des Endorphins sind Menschen, die Sport treiben, glücklicher und entspannter. Sport liefert Energie und reduziert Stress, scheint aber auch wirksam zu sein, wenn es darum geht, Angst und Depressionen zu verringern (Conn, 2010a; Conn, 2010b; Cooney, Dwan, Greig, Lawlor, Rimer, Waugh u. a., 2013; Josefsson, Lindwall, Archer, 2014; Stonerock, Hoffman, Smith, Blumenthal, 2015; Webster, 2015). Die positiven Effekte von körperlicher Betätigung lassen sich vor allem im Zusammenhang mit Symptomen von Depressivität gut belegen. Das lässt sich auch daran ablesen, dass aktive Bewegung inzwischen als ein Bestandteil bei der Behandlung von Depressionen in die Richtlinien des National Institute for Health and Care Excellence (NICE, 2009) aufgenommen wurde. Seit 2010 ist körperliche Betätigung/Aktivität bzw. eine Lauf-Therapie für Patienten mit einer leichten Depression, die nicht länger als drei Monate besteht, auch Bestandteil der multidisziplinären Richtlinien »Depression« des Trimbos-Instituts (Spijker, Bockting, Meeuwissen, Van Vliet, Emmelkamp, Hermens u. a., 2013).

Der Erschöpfung vorbeugen

Intensive physische Aktivität kann jedoch auch zu Erschöpfung führen. Wenn wir Sport treiben, werden auch Hormone wie Adrenalin und Dopamin ausgeschüttet, die Stress verursachen können. Wenn wir also schon extrem gestresst und müde sind, gibt uns Erholung oder Bewegung mit niedriger Intensität oft mehr Energie zurück als intensiver Sport. Wir sollten bei körperlichen Aktivitäten wie Laufen, Fahrrad fahren oder Fitnesstraining also darauf achten, dass das Tempo auf uns zugeschnitten ist. Wenn wir unter großem Stress ste-

Nur Sie selbst können Ihren Körper wirklich spüren.

hen und/oder sehr müde sind, ist es wichtig, dass Geschwindigkeit und Intensität zu Anfang etwas unter unserem Niveau liegen. So verhindern wir, dass wir über unsere Grenzen gehen und uns noch größerem Stress aussetzen, sodass sich die Erschöpfung noch verstärkt oder wir unseren Körper sogar überbelasten. Denn das kostet wiederum Energie und die Erschöpfung nimmt eher weiter zu. Wenn Sie herausfinden möchten, welches Tempo für Sie angemessen ist, ist es unerlässlich, den eigenen Körper gut wahrzunehmen. Daher üben wir während des Mindful2Work-Trainings, uns *bewusst* aktiv zu bewegen. Die Übungen sind sportbetont, werden jedoch in einem ruhigen Tempo ausgeführt, sodass Sie Körper und Atmung dabei bewusst wahrnehmen können. Nur Sie selbst können Ihren Körper wirklich spüren, und genau darum geht es, wenn Sie sich sportlich betätigen oder sich aktiv bewegen. Wir raten Ihnen daher auch, Sport oder aktive Bewegung zufrieden und vitalisiert zu beenden und nicht völlig erschöpft.

Yoga

Das Wort Yoga stammt aus dem Sanskrit und bedeutet »Einheit« oder »Vereinigung«. Yoga hat eine jahrtausendealte Tradition, deren Wurzeln in Indien liegen. Damals diente Yoga der Vertiefung der Meditation, und auch heute noch kann man dies als das eigentliche Wesen von Yoga betrachten. Yoga ist eine Form der körperlichen Betätigung, bei der die Übungen und Atemtechniken in Achtsamkeit ausgeführt werden. Yoga führt so unter anderem zu einer Verlangsamung des Herzschlags und Senkung des Blutdrucks, dient der Mobilisierung des Körpers, verringert das Stressniveau und die Muskelspannung und aktiviert das Immunsystem (Cramer, Lauche, Haller, Steckhan, Michalsen, Dobos,

Yoga hilft uns, Körper und Geist ins Gleichgewicht zu bringen.

2014; Wolever, Bobinet, McCabe, Mackenzie, Fekete, Kusnick u. a., 2012). Yoga hilft bei (arbeitsbezogenen) Stresssymptomen wie Schulter- und Nackenschmerzen, dem CANS-Syndrom (Complaints of Arm, Neck and/or Shoulder), dem RSI-Syndrom (Repetitive-Strain-Injury-Syndrom) sowie bei Kopf- und Rückenschmerzen (Cramer, Lauche, Haller, Dobos, 2013; Li, Goldsmith, 2012). Yoga lehrt uns, Körper und Geist ins Gleichgewicht zu bringen. Es wird auch oft als Medizin für Körper und Geist bezeichnet und häufig als nicht-medikamentöse Therapie für einen besseren Umgang mit Stress empfohlen, da die Übungen die körperlichen Auswirkungen von Stress auf den Körper reduzieren.

Stressreduzierung

Unter Stress wird Cortisol – das Stresshormon – ausgeschüttet. Verschiedene Untersuchungen haben gezeigt, dass Yoga unterstützend bei der Regulierung des Cortisolspiegels wirkt (Granath, Ingvarsson, Von Thiele, Lundberg, 2006). Neben der Stressreduzierung kann regelmäßiges Yoga auch die eigene Achtsamkeit fördern (Gard, Brach, Hölzel, Noggle, Coboy, Lazar, 2012). Durch die meditative Ausrichtung wird die Aufmerksamkeit geschult, sodass man lernt, im gegenwärtigen Moment anwesend zu sein. Der Geist kommt zur Ruhe und das Körperbewusstsein verstärkt sich.

Achtsamkeit

Achtsamkeit hat ihren Ursprung im Buddhismus, ist vor ungefähr 2500 Jahren in Indien entstanden und bezeichnet eine Qualität der Vipassana-Meditation. Vipassana bedeutet so viel wie »klar sehen«. Achtsamkeit zielt darauf ab, die Wirklichkeit um uns herum wahrzunehmen, so wie sie ist, ohne durch eine emotional, gesellschaftlich und/oder religiös getrübte Brille zu blicken. Achtsamkeit definiert sich als das Bewusstsein, das entsteht, wenn wir auf eine bestimmte Weise aufmerksam sind: gezielt, im gegenwärtigen Moment und ohne Urteil (Kabat-Zinn, 2013).

Aufmerksamkeit für Körper und Geist

Achtsamkeit lehrt uns, im Hier und Jetzt Aufmerksamkeit für Körper und Geist zu entwickeln. Oft sind wir mit unseren Gedanken in der Zukunft oder in der Vergangenheit. Wir denken ununterbrochen an das, was kommen wird, oder sind noch mit dem beschäftigt, was gewesen ist. Nur selten sind wir im gegenwärtigen Moment anwesend – und das, obwohl es nur diesen Moment gibt. Nur im Heute kann das Leben wirklich gelebt werden. Achtsamkeit hilft uns, unseren Kopf zu verlassen und die Erfahrung im jeweiligen Moment intensiver wahrzunehmen. Im Hier und Jetzt anwesend zu sein, heißt, ruhiger zu werden, besser zu spüren, wie es uns geht, besser für uns sorgen zu können und intensiver zu genießen. So werden Stress, Angst und Depression vermindert, wie auch viele wissenschaftliche Studien zu diesem Thema belegen (Gotink, Chu, Busschbach, Benson, Fricchione, Hunink, 2015; Vøllestad, Nielsen, Nielsen, 2011). Ebenso wie aktive Bewegung hat auch Achtsamkeit positive Effekte auf die Verminderung von depressiven Symptomen (Hofmann, Sawyer, Witt, Oh, 2010; Khoury, Lecomte, Fortin, Masse, Therien, Bouchard u. a., 2013; Piet, Hougaard, 2011), sodass eines der bekanntesten Mindfulness-Programme, die Mindfulness-Based Cognitive Therapie (MBCT), inzwischen in die Behandlungsrichtlinien für Depressionen des Trimbos-Instituts (Spijker u. a., 2013) sowie in die internationalen NICE-Richtlinien (NICE, 2009) aufgenommen wurde.

Ein Leben im Hier und Jetzt erzeugt Ruhe und größeren Lebensgenuss.

Unsere innere Welt

Achtsam zu sein heißt auch, dass wir den inneren Vorgängen (Gedanken, Emotionen, körperlicher Wahrnehmung und der Absicht unserer Handlungen) größere Aufmerksamkeit schenken, sodass wir mehr darüber erfahren, wie unsere innere Welt funktioniert. Mithilfe der Achtsamkeit lernen wir, diese internen Prozesse aus einem Abstand heraus zu betrachten. Das gibt uns die Möglichkeit, zu entscheiden, wie wir uns dazu verhalten und darauf reagieren wollen. (Oder ob wir überhaupt darauf reagieren wollen.) Oft suchen wir außerhalb von uns selbst nach Antworten und Lösungen, obwohl die Lösung doch in uns selbst liegt. Denn wir haben keinen Einfluss darauf, was uns das Leben bringt, nur wie wir uns dazu verhalten.

Synergie

Im Mindful2Work-Training werden drei wirksame Komponenten kombiniert: bewusste aktive Bewegung, Yoga und Achtsamkeit. Der Schwerpunkt liegt auf der Achtsamkeit. Da wir davon ausgehen, dass sich Symptome, die mit arbeitsbedingtem Stress einhergehen, sowohl körperlich als auch seelisch äußern können, wird im Mindful2Work-Training mit dem Körper *und* mit dem Geist (dem Kopf) und mit Spannung *und* Entspannung gearbeitet, um die Stresssymptome zu reduzieren. Die Synergie ist somit die zentrale Idee des Mindful2Work-Programms. Denn ein Training, das auf beiden Ebenen ansetzt und dabei drei wirksame Bestandteile kombiniert, verspricht deutlichere und länger anhaltende Effekte als jedes einzelne Element für sich. Auf der körperlichen Ebene wird die Muskelspannung verringert und Entspannung und Erholung gefördert. Die Übungen werden dabei ganz bewusst im Freien durchgeführt, da die positiven Effekte von aktiver Bewegung und Sport zunehmen, wenn das Training draußen stattfindet. (Währborg, Petersson, Grahn, 2014).

Stresssignale wahrnehmen

Auch wenn sich während der Bewegungsübungen der Herzschlag erhöht, ist es wichtig, die Übungen achtsam auszuführen und körperlichen Signalen die volle Aufmerksamkeit zu schenken. Wir bitten Sie daher, lediglich 70 Prozent Ihrer Kraft auf die Übungen zu verwenden statt 100 oder sogar mehr als hundert Prozent. Gerade Menschen mit einem Risiko für Burn-out gehen oft über ihre eigenen Grenzen und stellen hohe Ansprüche an sich selbst, sodass sie körperlich und seelisch ausbrennen. Daher ist es uns wichtig, weniger über das Denken und die Willensstärke (»Was will ich?«) zu arbeiten und mehr über das Fühlen (»Wie geht es mir wirklich?«; »Was brauche ich gerade?«). Denn wenn wir mehr fühlen, stellen wir den Kontakt zu unserem Körper wieder her. Die Weisheit des Körpers kann sich so entfalten. Die physischen Signale sagen uns, wie es uns geht, wo unsere Grenzen sind und was wir gerade brauchen. Gut auf den Körper zu hören und für ihn zu sorgen, verringert die Tendenz, über die eigenen Grenzen zu gehen.

Die Yoga-Übungen

Diese Einstellung gilt im Mindful2Work-Training auch für die Yoga-Übungen. Wir haben uns bewusst für eine Kombination aus Yin-Yoga und Hatha Restorative Yoga entschieden. Dabei handelt es sich um ruhige Formen des Yoga, bei denen man sitzend oder stehend längere Zeit in bestimmten Haltungen bleibt, die vor allem auf die Beweglichkeit des Körpers abzielen sowie auf Stressreduzierung und Entspannung, sodass die psychische und körperliche Erholung unterstützt wird (Clark, 2012; Hanson, 2011). Bei diesen Übungen geht es im Wesentlichen darum, (körperlich) zur Ruhe zu kommen, bewusst zu entspannen, das Loslassen zu üben und sich den Positionen hinzugeben. Auch wenn wir versuchen, uns in der jeweiligen Position so gut wie möglich zu entspannen, können die Übungen dennoch anstrengend sein, durch das intensive Stretching (körperliche Erfahrung) oder weil wir es nicht gewohnt sind, längere Zeit in einer Haltung zu verweilen (mentale Erfahrung). Die angegebenen Varianten sollen dafür sorgen, dass die Übungen für jeden gut durchführbar und körperlich nicht zu fordernd sind. Die Yin-Positionen werden so eher zu stärkenden Yoga-Haltungen. *Hatha Restorative Yoga* ist eine sanftere Form des Yoga, die für jeden geeignet ist, ungeachtet körperlicher Einschränkungen. Dieser sanfte Umgang mit dem Körper zieht sich durch das gesamte Yoga-Programm von Mindful2Work. Während der Yoga-Positionen üben wir, unsere körperlichen Grenzen zu spüren, darauf zu hören und sie zu respektieren. Denn es geht darum, (wieder) zu lernen, wo sich die Grenze befindet und wie wir zur Ruhe kommen, anstatt aufs Gaspedal zu treten und weiterzurasen.

Mit Stress umgehen

In den ersten drei Einheiten wird die Basis gelegt: Sie lernen mit den Achtsamkeitsübungen, die Aufmerksamkeit auszurichten und aufrechtzuerhalten sowie Körper und Atem bewusst wahrzunehmen. In der zweiten Hälfte des Kurses wird darauf aufbauend der achtsame Umgang mit inneren und äußeren Vorgängen verfeinert. Dabei wird es um den Umgang mit Stress und schwierigen Situationen sowie um Selbstmitgefühl und Selbstfürsorge gehen. Sobald die Aufmerksamkeit im Hier und Jetzt verweilt und weniger in die Vergangenheit und die Zukunft abschweift, wird sich auch der Geist beruhigen. Die Meditation und der Prozess des Inquiry (einer vertiefenden Erforschung nach der Meditation, mit der die Kursleitung es den Teilnehmenden ermöglicht, selbst wahrzunehmen, wie der Geist auf bestimmte Erfahrungen reagiert) können zu

Indem wir bewusster fühlen, stellen wir den Kontakt zu unserem Körper wieder her.

Erkenntnissen darüber führen, inwieweit wir unseren Stress selbst verstärken. So üben wir zum Beispiel, Abstand zu inneren (Gedanken, Gefühlen, körperlichen Empfindungen, Handlungsimpulsen) und äußeren Ereignissen zu gewinnen und lernen so, dass wir selbst entscheiden können, wie wir auf unsere Erfahrungen reagieren. Und das wiederum gibt uns ein Gefühl der Freiheit. Wir erleben, dass Gedanken vorübergehen, dass sie keine unverrückbaren Fakten sind, sodass wir vielleicht weniger in den Strudel unserer (negativen) Gedanken hineingezogen werden. Und da unser Körper und unser Geist in Wechselwirkung stehen, ist es wahrscheinlich, dass die Arbeit auf beiden Ebenen einen synergetischen Effekt hat: Die Summe ist größer als jedes Element für sich genommen.

»Zuerst der sportliche Teil, zum Auflockern, körperlich wie geistig, sodass man das bisherige Muster verlässt. Ein gutes Gefühl. Und beim Yoga ist man auch wieder körperlich aktiv, aber auf eine andere Art. Und dann zum Schluss die Achtsamkeitsmeditationen. Ein wunderbarer Flow.«

Das Mindful2Work-Training gibt einen natürlichen Ablauf vor, man bewegt sich zunächst bewusst und aktiv in der Natur, um dann über die Yoga-Übungen und die Meditation im Sitzen allmählich zur Ruhe zu kommen – eine Bewegung, die im buchstäblichen Sinn von außen nach innen führt. Während der aktiven Bewegung in der Natur wirbeln die Blätter wortwörtlich noch um einen herum, in der Meditation, die drinnen stattfindet, legt sich der Staub allmählich, sodass Raum für Selbstbetrachtung, Reflexion und neue Erkenntnisse entsteht.

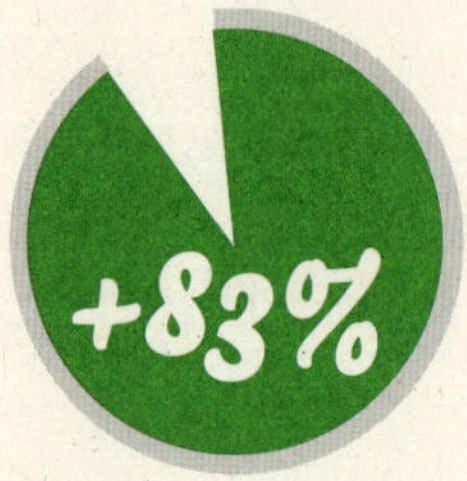

Mehr als 83 Prozent der Teilnehmenden äußern die Absicht, nach dem Mindful2Work-Training weiterhin mit mindestens zwei, aber oft auch mit allen drei Elementen weiterzuarbeiten.

AUS DEN FORSCHUNGSBERICHTEN

Woche 1

Vom Autopiloten zur Achtsamkeit

»Ich bin mir der Dinge, Gedanken und Routinen jetzt bewusster, und ich nehme wahr, wie ich mich im Moment gerade fühle.«

Hintergrundwissen zur ersten Sitzung: Vom Autopiloten zur Achtsamkeit

»Seit ich am Mindful2Work-Training teilgenommen habe, bin ich in der Lage, so etwas wie Abstand herzustellen, wenn ich Stress habe, sodass ich ein wenig ruhiger werde. Zumindest aber nimmt der Stress dann nicht so heftig von mir Besitz. Es bildet sich eine Art Kokon um mich herum, ohne dass ich apathisch oder distanziert bin. Es ist nicht ganz einfach zu beschreiben, aber es hat einen großen Effekt.«

Die Auswirkungen von Stress

Multitasking, hohe Geschwindigkeit, der dauernde Wettbewerb, eine unsichere Arbeitsplatzsituation, ständige Erreichbarkeit über die sozialen Medien, Reizüberflutung und andauernder Zeitdruck bestimmen heute das Leben in der westlichen Gesellschaft (Stansfeld, Candy, 2006). Wenn uns jemand fragt, wie es uns geht, bekommen wir häufig ein »viel zu tun« zur Antwort. Auch wenn eine hohe Geschwindigkeit, Wettbewerb, ständige Erreichbarkeit und eine Menge Aufgaben und Reize für manche

Menschen vielleicht inspirierend sein mögen, bringt all das doch auch Stress mit sich. Stress aber beeinflusst unser Wohlbefinden und unsere Gesundheit negativ. Kurzfristig kann Stress zu Symptomen wie Kopf- und Muskelschmerzen, erhöhtem Herzschlag und Blutdruck, Schlafproblemen und einem Gefühl der mentalen Instabilität führen. Langfristig führt Stress sogar zu chronischer Müdigkeit, Erschöpfung, Burn-out, Angst, Depressionen, verminderter kognitiver Leistungsfähigkeit (Schwierigkeiten, sich zu konzentrieren, zu planen und zu organisieren, Prioritäten zu setzen und Gedächtnisschwierigkeiten), somatischen Symptomen sowie kardiovaskulären Erkrankungen (Hammen, 2004; Hassmén, Koivula, Uutela, 2000; Leone, Wessely, Huibers, Knottnerus, Kant, 2011; Lupien, Maheu, Tu, Fiocco, Schramek, 2007; Sadeh, Keinan, Daon, 2004; Schneiderman, Ironson, Siegel, 2005; Wolever u. a., 2012). Sind wir bei der Arbeit lang anhaltendem Stress ausgesetzt, kann dies die unterschiedlichsten Folgen haben: geringere Produktivität, häufigere Erkrankungen, Zunahme von Betriebsunfällen, Zunahme von Fehlern und Konflikten (European Agency for Safety and Health at Work, 2014; Kalia, 2002). In den Niederlanden leiden Erhebungen zufolge mehr als eine Million Menschen an Burn-out-Symptomen und 36 Prozent des krankheitsbedingten Arbeitsausfalls sind auf Stress am Arbeitsplatz zurückzuführen (Goudswaard, 2017; Van der Ploeg, Van der Pal, De Vroome, Van den Bossche, 2014). Während des Mindful2Work-Trainings werden wir mithilfe einer Kombination aus bewusster aktiver Bewegung, Yoga und Achtsamkeit an diesen Symptomen arbeiten.

Unsere Aufmerksamkeit ist häufig nicht an dem Ort, an dem sich unser Körper befindet.

Achtsamkeit

Achtsamkeit wird von Jon Kabat-Zinn als das Bewusstsein definiert, das durch eine bestimmte Art der Aufmerksamkeit entsteht, die gezielt auf den gegenwärtigen Moment bezogen und nicht wertend ist. Was dies bedeutet, lässt sich am Gegenteil veranschaulichen: Jemand stellt sich uns vor und wir vergessen seinen Namen sofort wieder; wir kommen am Arbeitsplatz an, können uns aber nicht mehr wirklich daran erinnern, wie wir dort hingekommen sind. Körperlich sind wir dort, aber mit unserem Kopf – unserer Aufmerksamkeit – sind wir ganz woanders. Unsere Aufmerksamkeit ist häufig nicht an dem Ort, an dem sich unser Körper befindet: Wir befassen uns mit Dingen, die noch geschehen werden oder schon geschehen sind und so verpassen wir den gegenwärtigen Moment. In unserem Kopf ist so viel los, weil wir ständig Ausflüge in die Vergangenheit oder in die Zukunft machen. Die Fähigkeit, mit dem Körper an dem einen und mit dem Kopf (unserer Aufmerksamkeit) an einem anderen Ort verweilen zu können, rührt daher, dass wir mit einem Autopiloten ausgestattet sind.

Der Autopilot

Im wörtlichen Sinn ist der Autopilot ein Mechanismus, mit dem ein Fahrzeug ohne menschliches Eingreifen gesteuert werden kann. Dinge, die uns zur Routine geworden sind, die wir automatisiert haben, wie zum Beispiel den Weg zur Arbeit, können wir erledigen, ohne groß darüber nachzudenken, ohne ihnen bewusste Aufmerksamkeit schenken zu müssen. Etwas im Autopiloten-Modus erledigen zu können, hat sicherlich Vorteile. Stellen Sie sich vor, wir müssten jedes Mal ganz bewusst darüber nachdenken, welchen Weg wir zur Arbeit nehmen sollen. Es ist natürlich praktisch, dass wir auf diese Weise mehrere Dinge gleichzeitig tun können. Aber genau das ist auch das Tückische! Es bedeutet nämlich, dass wir, während wir handeln, mit unserer Aufmerksamkeit ganz woanders sein können. Das wiederum hat zur Folge, dass wir dem gegenwärtigen Moment kaum Aufmerksamkeit schenken und so den einzigen Moment, den wir wirklich erleben, verpassen. Außerdem kostet es viel Energie, sorgt für Unruhe und belegt unseren Arbeitsspeicher, der – wenn wir mit sehr vielen Dingen gleichzeitig beschäftigt sind –, überlastet werden kann. Dewulf (2010) vergleicht dies mit einem Computer, auf dem viele Dokumente gleichzeitig geöffnet sind. Je mehr Programme laufen und Dokumente geöffnet sind, desto langsamer wird der Rechner, er hängt sich auf und stürzt schließlich ab. Dasselbe kann mit unserem Arbeitsspeicher geschehen, wenn er überlastet ist. Er gerät ins Stocken, wir verlieren den Überblick und können nicht mehr klar denken. Glücklicherweise kann man daran etwas ändern. Wir können diesen Prozess umkehren! Anstatt auf Autopilot zu schalten und mit schrecklich vielen Dingen gleichzeitig beschäftigt zu sein, können wir uns des gegenwärtigen Moments bewusst werden und uns auf eine Sache fokussieren. Wenn wir uns in Achtsamkeit üben, ist das zwar keine Garantie dafür, dass wir ständig im Moment leben, denn auch dann unternehmen wir manchmal noch Ausflüge in unserem Kopf, z. B. um zukünftige Dinge zu planen oder über etwas zu reflektieren, was geschehen ist. Das ist ganz normal. Der Unterschied ist allerdings, dass dieses Abschweifen dann immer öfter zu einer bewussten Entscheidung wird, bei der wir selbst Regie führen.

In der Meditation erkennen wir, wie wir mit den Dingen umgehen und auf sie reagieren.

Innere Prozesse

In der Meditation betrachten wir die Prozesse, die in unserem Inneren ablaufen, aus einem Abstand heraus. So können wir erkennen, wie wir mit den Dingen umgehen und auf sie reagieren. Dies verändert unsere Erfahrung und schafft Raum, anders mit ihnen umzugehen. Wir haben meist keinen Einfluss darauf, was uns auf unserem Weg begegnet, das gilt für unser Leben wie für die Gedanken und Gefühle, die ständig durch unseren Kopf rasen. Aber wir haben sehr wohl die Wahl, wie wir uns dazu verhalten. Achtsamkeit dreht sich darum, die zugrundeliegenden Erfahrungen bewusst wahrzunehmen, bevor wir sie interpretieren oder uns Geschichten dazu ausdenken. »Knowing what's on your mind«, wie Kabat-Zinn es formuliert. Das setzt voraus, dass wir die Dinge mit einem unvoreingenommenen Blick betrachten, so wie sie wirklich sind. Achtsamkeit kann also dazu führen, dass wir – zum Beispiel, wenn wir durch einen Park laufen – alles um uns herum bewusster wahrnehmen und bemerken, welchen Effekt dies auf uns hat. Plötzlich sehen wir, wie die Sonne durch die Blätter scheint, spüren wir die frische Luft, riechen den Geruch des frisch gemähten Grases, hören die Vögel, wo wir sonst alles dem Autopiloten überlassen und in Gedanken noch bei dem Gespräch mit unserem Chef waren oder schon bei der Einladung zum Abendessen.

Wenn wir uns innere Prozesse bewusst machen, können wir bewusster leben, entscheiden und handeln.

Wenn wir der Erfahrung im Moment bewusste Aufmerksamkeit schenken, können wir sie intensiver erleben und den Augenblick besser genießen. Andererseits kann es natürlich auch sein, dass wir in dieser bewussten Aufmerksamkeit entdecken, dass wir etwas unangenehm finden. Zum Beispiel dann, wenn wir mit voller Aufmerksamkeit eine Rosine essen, wie wir es in der ersten Sitzung dieser Trainingseinheit tun. Vielleicht bemerken wir plötzlich, dass wir die Konsistenz der Rosine gar nicht mögen oder den Nachgeschmack zu sauer finden, obwohl wir schon unser ganzes Leben lang Rosinen essen und das noch nie bemerkt haben! Die Erfahrung mag in diesem Moment nicht angenehm sein, aber wir erkennen, wie die Dinge wirklich liegen und können dann etwas daran ändern (zum Beispiel andere oder keine Rosinen mehr essen).

Tun-Modus und Sein-Modus

Manchmal lässt sich an den unangenehmen Dingen, die wir erleben und die wir lieber anders machen würden, nichts ändern. Achtsamkeit kann uns dabei helfen, damit besser umzugehen. Jon Kabat-Zinn führte 1990 die Begriffe Tun-Modus und Sein-Modus ein. Wenn etwas störend ist und wir es loswerden wollen oder etwas wünschenswert ist und wir wollen mehr davon, dann handeln wir meist zielgerichtet, analysierend und problemlösend – wir befinden uns im *Tun-Modus*. Der Tun-Modus ermöglicht es uns, unsere Ziele zu erreichen und Veränderungen herbeizuführen, den Abstand zwischen dem, was wir sein wollen, und dem, was wir sind, zu verringern. Unsere Fähigkeit, Dinge zu analysieren und Lösungen herbeiführen zu können, ist fantastisch, aber wir können nicht alles in unserem Leben auf diese Weise verändern oder lösen. Das gilt für manche Probleme bei der Arbeit, für unsere Stimmungen, für bestimmte körperliche Beschwerden und anderes mehr. Der Sein-Modus steht dem Tun-Modus gegenüber: In diesem Modus erfahren wir die Welt unmittelbar, sind nicht auf das Ziel ausgerichtet, sondern mit dem Weg dorthin befasst – dies ist der eigentliche Achtsamkeits-Modus.

In der Meditation schalten wir in den Sein-Modus. Statt die Dinge verändern zu wollen, lassen wir das zu, was im Moment ist. Erfahrungen werden wahrgenommen, wie sie in diesem Moment auftauchen, ohne Urteil. Meditationslehrer Thich Nhat Hanh nennt das »Being with the suchness of things«. Der Sein-Modus hilft, das, was im Moment ist, besser auszuhalten. Das Schöne an der Achtsamkeit ist also, dass sich die

Umstände nicht ändern müssen, um eine Veränderung herbeizuführen! Das bedeutet natürlich nicht, dass sich die Gegebenheiten nie verändern müssen, wenn wir nur achtsam mit ihnen umgehen. Aber wenn wir zunächst wirklich erfahren, wie es im Moment ist, statt vor dieser Erfahrung wegzulaufen oder dagegen anzukämpfen und eine schnelle Lösung suchen, verändert sich das Bewusstsein, und es entsteht ein Freiraum. Dieses Bewusstsein und der neu gewonnene Freiraum ermöglichen es uns dann, bewusster zu leben, zu entscheiden und zu handeln.

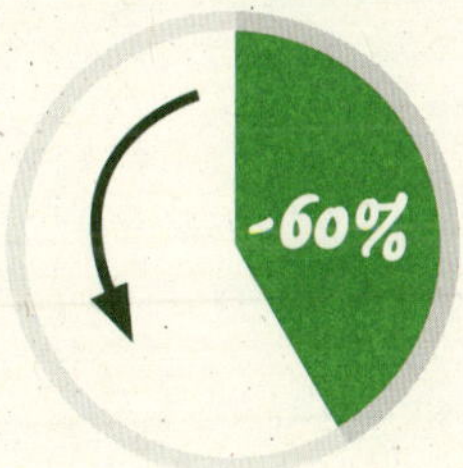

Nach Abschluss des Mindful2Work-Trainings verringert sich die Wahrscheinlichkeit von krankheitsbedingtem Arbeitsausfall um 60 Prozent.

AUS DEN FORSCHUNGSBERICHTEN

Übungen für zu Hause nach der ersten Sitzung

Vom Autopiloten zur Achtsamkeit

1. Lesen

Bitte lesen Sie das Hintergrundwissen zu diesem Kapitel aufmerksam durch. Vielleicht möchten Sie sich Notizen machen oder Passagen unterstreichen, die Ihnen wichtig erscheinen.

2. Bewusste aktive Bewegung

Bewegen Sie sich in dieser ersten Woche einmal bewusst und aktiv (10 Minuten). Zum Beispiel können Sie:

- die Übungen der ersten Sitzung wiederholen (siehe im Anhang: Die Mindful2Work-Bewegungsübungen)
- laufen/joggen/flott spazieren gehen
- ins Fitnessstudio gehen
- Fahrrad fahren
- schwimmen

Ihre Erfahrungen können Sie auf dem Arbeitsblatt auf den nächsten Seiten festhalten.

3. Yoga

Üben Sie in dieser ersten Woche 10 Minuten Yoga. Sie können die Yoga-Übungen machen, die in der ersten Sitzung gezeigt wurden (siehe Anlage 1). Außerdem möchten wir Sie bitten, täglich eine zusätzliche kurze Yoga-Übung zu machen, zum Beispiel während der Arbeit die

Übung »Die Schultern lockern« oder vor dem Schlafengehen zur Entspannung die »Halbe Kerze«.

Ihre Erfahrungen können Sie auf dem Arbeitsblatt zu Woche 1 festhalten.

4. Meditation

In dieser Woche möchten wir Sie bitten, täglich die folgenden drei Achtsamkeitsübungen durchzuführen:

- eine Sitzmeditation mit Achtsamkeit auf den Atem
  (Eine gesprochene Anleitung steht zum Download bereit.
  Vgl. Hinweis im Kapitel »Ressourcen«.)
- eine Routine-Tätigkeit achtsam ausführen
- den ersten Bissen der Mahlzeit achtsam zu sich nehmen

Ihre Erfahrungen können Sie auf dem Arbeitsblatt zu Woche 1 festhalten.

4a. Sitzmeditation mit Achtsamkeit auf den Atem

Versuchen Sie, den Erfahrungen, die Sie während der täglichen Sitzmeditation mit Achtsamkeit auf den Atem machen, offen zu begegnen – so gut es Ihnen möglich ist und wie auch immer diese Erfahrungen sein mögen. Versuchen Sie Urteile oder Erwartungen, die währenddessen möglicherweise entstehen, zu erkennen und sie loszulassen.

4b. Routine-Tätigkeit in voller Aufmerksamkeit

Suchen Sie sich eine Routine-Tätigkeit aus (z. B. morgens aufstehen, Zähne putzen, duschen, sich abtrocknen, sich anziehen, essen, Auto fahren, den Müll rausbringen, einkaufen). Entscheiden Sie sich bewusst dazu, mit der vollen Aufmerksamkeit all Ihrer Sinne bei der Tätigkeit zu sein, während Sie sie ausführen. Die Tätigkeit muss nicht lange dauern, 1–2 Minuten reichen völlig. Auch wenn dies nicht einfach ist, bitten wir Sie, sich während dieser Tätigkeit in Gedanken mit nichts anderem zu beschäftigen.

4c. Den ersten Bissen der Mahlzeit achtsam essen

Wir möchten Sie bitten, den ersten Bissen einer Mahlzeit achtsam zu essen (z. B. beim Abendessen), genauso wie wir es während der Sitzung mit der Rosine gemacht haben. Die Übung besteht darin, den ersten Bissen mit bewusster Aufmerksamkeit zu essen und dabei alle Sinne zu benutzen.

Arbeitsblatt zu Woche 1

Vom Autopiloten zur Achtsamkeit

Halten Sie Ihre Erfahrungen mit den Übungen täglich auf diesem Arbeitsblatt fest. In den späteren Sitzungen kommen wir darauf zurück.

Datum	Welche Übung? (Bitte ankreuzen)	Welche Erfahrungen haben Sie gemacht?
	☐ Bewusste aktive Bewegung ☐ Yoga ☐ Sitzmeditation	
	☐ Bewusste aktive Bewegung ☐ Yoga ☐ Sitzmeditation	
	☐ Bewusste aktive Bewegung ☐ Yoga ☐ Sitzmeditation	
	☐ Bewusste aktive Bewegung ☐ Yoga ☐ Sitzmeditation	
	☐ Bewusste aktive Bewegung ☐ Yoga ☐ Sitzmeditation	
	☐ Bewusste aktive Bewegung ☐ Yoga ☐ Sitzmeditation	

Notizen zu Woche 1

Vom Autopiloten zur Achtsamkeit

Hier können Sie sich Notizen zu den Bewegungs- und Yoga-Übungen, Meditationen oder zu Ihren Übungsaufgaben für diese Woche machen.

Woche 2

Den Körper wahrnehmen

»Ich nehme inzwischen die Anspannung in meinem Körper viel bewusster wahr. Wenn ich unruhig bin, bewege ich mich kurz, das mache ich zwei Mal am Tag.«

Hintergrundwissen zur zweiten Sitzung:
Den Körper wahrnehmen

»Vor dem Training war ich erschöpft, fühlte mich gehetzt. Ich hatte das Gefühl, dass ich nicht mit der Realität Schritt halten konnte. Inzwischen fällt es mir leichter, mich zu entspannen. Ich habe mehr Energie, und ich spüre, dass ich mein Leben wieder besser bewältigen kann.«

Der Körper als intelligentes System

Der menschliche Körper ist ein intelligentes, autonomes System: Er regelt die Atmung, den Herzschlag, die Blutzirkulation, er kann sich selbst heilen, verdaut Essen und wandelt es in Blut, Knochen und Muskeln um. Wir benutzen unseren Körper und verlangen viel von ihm, denken aber nur selten daran, was er alles für uns tut, geschweige denn, dass wir ihm dafür dankbar wären. Wir haben oft kaum Kontakt zu unserem Körper und leben vor allem in unserem Kopf. Statt zu fühlen, handeln wir über den Willen und das Denken. Unser Körper ist eine Art Anhängsel unseres Kopfs, ja, wir vergessen beinahe, dass wir einen Körper haben. Bis wir zum Beispiel irgendwo Schmerzen haben, krank werden oder uns verletzen. Erst wenn der Körper nicht so funktioniert, wie wir es gerne hätten, nehmen wir ihn wahr. Aber Körperbewusstsein ist nicht nur dann wichtig, wenn der Körper nicht funktioniert oder sich anders anfühlt, als er es sollte. Unser Körper sagt uns ganz genau, wie es uns geht, er sendet ständig Signale aus. Normalerweise flüstert er nur, sodass wir es nicht hören, oder wir haben einfach keine Lust, darauf zu achten, weil es uns gerade nicht in den Kram passt. Wenn wir diese Signale aber immer und immer wieder ignorieren und ständig über unsere eigenen Grenzen gehen, sendet uns der Körper ganz von selbst deutlichere Signale. Diese Signale werden zu einem bestimmten Zeitpunkt so eindeutig, dass wir nicht mehr anders können, als auf sie zu hören. Wir sind »plötzlich« übermüdet oder haben ein Burn-out. Es scheint aus dem Nichts zu kommen, aber wenn wir zurückdenken (oder besser zurückfühlen, zurückspüren), wird uns klar, dass es schon früher subtilere Anzeichen und Signale gegeben hat, die wir ignoriert oder nicht gespürt haben.

Unser Körper sagt uns ganz genau, wie es uns geht.

Der Körper als Quelle der Weisheit

Unser Körper ist eine Quelle der Weisheit, aber manchmal erlauben wir unserem Kopf (dem Verstand), sie zu überstimmen, zum Beispiel wenn wir Kopfschmerzen haben, durch die unser Körper uns etwas mitteilen will. Vielleicht haben wir zu wenig getrunken, zu viel Stress, zu wenig geschlafen, zu viel Alkohol getrunken oder wir machen uns über irgendetwas Sorgen oder sind verärgert (Spannungskopfschmerz). Und dann unterdrücken wir dieses Signal einfach mit einem Paracetamol und machen weiter, als wäre nichts geschehen. Der Körper sagt uns auch, wann wir Ruhe brauchen – wir werden dann müde. Aber das passt uns nicht, denn wir wollen weitermachen. Was tun wir also? Wir trinken einen Kaffee und das Koffein bewirkt, dass wir eine Zeit lang wieder voller Energie sind. Oder wir kommen übermüdet und gestresst von der Arbeit nach Hause und trinken ein Glas Bier oder Wein, das uns entspannt, und so merken wir nicht mehr, welche Folgen der lange Arbeitstag für uns hat. Kurzfristig kann man all diese Signale unterdrücken, aber letztendlich holen sie uns ein. Weglaufen ist zwecklos. Wir können uns darüber ärgern, dass unser Körper nicht so funktioniert, wie wir das wollen, auch wenn er sich eigentlich immer bemüht, uns zu Diensten zu sein. Es ist von entscheidender Bedeutung, dass wir unseren Körper als Freund betrachten, der, so gut er kann, für uns da ist, der weiß, was wir brauchen, statt ihn zum Feind zu erklären, der uns Steine in den Weg legt. Wir hören dann nicht nur besser auf die Signale des Körpers, wir kümmern uns auch besser um ihn. Wenn wir nicht so oft über unsere eigenen Grenzen gehen, sondern sie respektieren, werden wir vitaler! Und unser Körper dient uns dabei als Kompass.

In Kontakt mit dem Körper

Wir können lernen, auf unseren Körper zu hören, indem wir unser Bewusstsein schulen und so den Kontakt zum Körper wiederherstellen oder verbessern. Anstatt zum Beispiel nur aus der Kraft des Willens heraus zu handeln, wenn wir Sport treiben, sollten wir auch gut in uns hineinspüren. Das könnte so aussehen: »Ich will heute fünf Kilometer laufen, aber was sagt mein Körper eigentlich dazu?« Vielleicht fühlt er sich richtig gut, aber vielleicht merken wir auch, wie müde wir eigentlich sind, und dass ein kleiner Spaziergang heute vielleicht angebrachter

> **Wenn dein Körper eins ist mit deinem Geist, bist du im gegenwärtigen Moment verankert.**
> THICH NHAT HANH

wäre. Dies zu bemerken, ist ein erster Schritt – danach zu handeln der zweite. Denn wie unangenehm kann es sein, etwas anderes tun zu müssen als das, was wir uns in den Kopf gesetzt hatten! Wir werden also nicht nur vorher, sondern auch während und nachdem wir uns bewegt haben, innehalten und spüren, welche Auswirkungen die Bewegung auf uns hat. Yoga hilft zum Beispiel, das Körperbewusstsein zu schulen, da es sich dabei um eine achtsame Art der Bewegung handelt. Auch Meditation verschafft uns Einblicke in die momentane Befindlichkeit unseres Köpers, zum Beispiel während eines Bodyscans, einer Meditation im Liegen, bei der jeder einzelne Körperteil mit Aufmerksamkeit wahrgenommen wird. So nehmen wir wahr, was wir in diesem Moment fühlen – und wenn wir nichts fühlen, bemerken wir auch das. So können wir mithilfe dieser Übung den Kontakt zu unserem Körper verbessern und seine Signale sensibler wahrnehmen.

Der Köper als Zufluchtsort

Abgesehen davon, dass unser Körper Signale aussendet und uns auf diese Weise als Kompass dient, kann er auch als ein sicherer Hafen betrachtet werden, ein innerer Rückzugsort, unsere Basis. Wir können unser Denken am einfachsten verlassen, indem wir uns dem Körper zuwenden. Wenn wir viel Stress haben und es in unserem Kopf rauscht, kann der Körper ein wunderbarer Ort sein, um sich ein wenig auszuruhen. Statt mehr oder weniger zu vergessen, dass wir einen Körper haben, kann er uns als Zuhause dienen. Meditationslehrer Pra Ajahn Thanadith (persönliche Korrespondenz, Juli 2017) hat dafür den folgenden Vergleich gefunden: Unser wilder Geist ist das Kind, unser Körper ist die Mutter, zu der das Kind immer wieder zurückkehren kann.

Übungen für zu Hause nach der zweiten Sitzung

Den Körper wahrnehmen

1. Lesen

Bitte lesen Sie aufmerksam das Hintergrundwissen für die zweite Sitzung. Vielleicht möchten Sie sich Notizen machen oder Passagen unterstreichen, die Ihnen wichtig erscheinen.

2. Bewusste aktive Bewegung

Bitte bewegen Sie sich in dieser zweiten Woche einmal bewusst und aktiv (10 Minuten). Zum Beispiel können Sie:

- die Übungen der Sitzung wiederholen (siehe im Anhang: Die Mindful2Work-Bewegungsübungen).
- laufen/joggen/flott spazieren gehen
- ins Fitnessstudio gehen
- Fahrrad fahren
- Schwimmen

Ihre Erfahrungen können Sie auf dem Arbeitsblatt zu Woche 2 festhalten.

3. Yoga

Üben Sie auch in dieser Woche einmal 10 Minuten Yoga, zum Beispiel die Übungen im Anhang. Das sind die, die auch in der Sitzung durchgeführt wurden. Außerdem sollten Sie jeden Tag eine zusätzliche (kurze) Yoga-Übung einplanen. Zum Beispiel können Sie während der Arbeit die Übung machen, die dazu dient, den Nacken zu lockern.

Ihre Erfahrungen können Sie auf dem Arbeitsblatt zu Woche 2 festhalten.

4. Meditation

In dieser Woche möchten wir Sie bitten, die folgenden vier Achtsamkeitsübungen durchzuführen:

- täglich einen Bodyscan
- die »Körperkarte« ausfüllen
- eine weitere (neue) Routine-Tätigkeit achtsam ausführen
- einem anderen Teilnehmer täglich eine Nachricht mit einem kurzen »Wetterbericht« schicken

Ihre Erfahrungen können Sie auf dem Arbeitsblatt zu Woche 2 festhalten.

4a. Bodyscan

Sie können hierfür auf eine gesprochene Anleitung zurückgreifen. (Vgl. Hinweis zum Download im Kapitel »Ressourcen«.) Wir bitten Sie, offen für alle Erfahrungen zu bleiben, die Sie machen, während Sie den Bodyscan üben, unabhängig davon, welche Erfahrungen dies sein mögen. Versuchen Sie, Urteile oder Erwartungen, die währenddessen möglicherweise entstehen, zu erkennen und sie loszulassen.

Nach dem Mindful2Work-Training verringert sich der allgemeine Stress für die Teilnehmer deutlich: Sie haben das Gefühl, ihr Leben sehr viel besser bewältigen zu können, sind weniger angespannt und haben seltener das Gefühl, dass ihnen die Dinge über den Kopf wachsen.

AUS DEN FORSCHUNGSBERICHTEN

4b. Körperkarte

Füllen Sie die »Körperkarte« aus, die Sie auf den nächsten Seiten finden. Lassen Sie sich dabei von den folgenden Fragen leiten: »Welche Empfindungen habe ich und wofür stehen sie?« »Welche Warnsignale sendet mein Körper aus?« »Auf welche Bereiche achte ich besonders?« Wenn Sie zum Beispiel Kopfschmerzen bekommen, wenn Sie zu viel gemacht/zu hart gearbeitet haben, dann können Sie die Stirn markieren oder an dieser Stelle mit einer Zeichnung darstellen, wie sich der Schmerz anfühlt (z. B. wie ein »enges Band um den Kopf«).

4c. Routine-Tätigkeit in voller Aufmerksamkeit

Wählen Sie eine Routine-Tätigkeit aus, es sollte jedoch eine andere als in der letzten Woche sein (z. B. morgens aufstehen, Zähne putzen, duschen, abtrocknen, sich anziehen, essen, Auto fahren, Müll rausbringen, einkaufen). Führen Sie die Tätigkeit mit der vollen Aufmerksamkeit all Ihrer Sinne aus. Die Tätigkeit muss nicht lange dauern, 1–2 Minuten sind ausreichend.

4d. »Wetterbericht«

Während der Sitzung in dieser zweiten Woche sollten Sie mit einem anderen Teilnehmer Ihre Telefonnummern ausgetauscht haben. Schicken Sie ihm oder ihr jeden Tag eine Textnachricht oder SMS mit einem kurzen »Wetterbericht«. Versuchen Sie genau wahrzunehmen, wie es Ihnen geht, während Sie dies tun. Machen Sie in diesem Moment auch selbst eine »Wetterberichtsmeditation«, egal wo Sie sich gerade befinden. Auf diese Weise sind Sie mit einem anderen Teilnehmer verbunden, und Sie verschaffen sich beide zwei Mal am Tag in zufälligen und unerwarteten Momenten einen Überblick darüber, wie es Ihnen gerade geht.

Zunächst geht es nur darum, die Nachricht zu verschicken, über die Erfahrungen, die Sie dabei machen, sprechen wir in der nächsten Sitzung.

Sechs Wochen nach dem Mindful2Work-Training verringern sich die stressbedingten Symptome der Teilnehmer deutlich: Sie haben weniger Schwindelgefühle, ihnen ist seltener schlecht, sie haben weniger Nacken-, Rücken- und Kopfschmerzen oder Herzklopfen. Diese deutlichen Effekte bleiben bis zu sechs Monate nach dem Training erhalten.

AUS DEN FORSCHUNGSBERICHTEN

Körperkarte

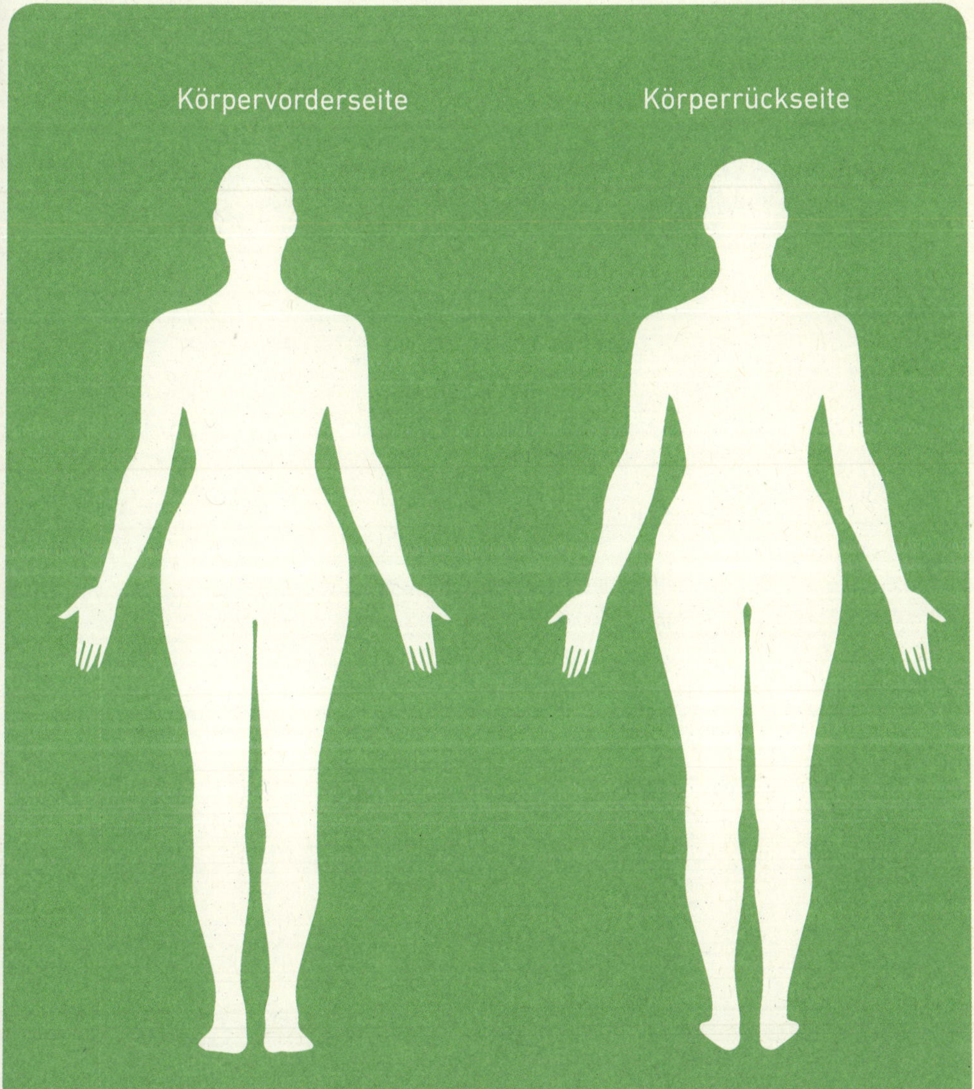

Arbeitsblatt zu Woche 2

Den Körper wahrnehmen

Halten Sie Ihre Erfahrungen mit den Übungen täglich auf diesem Arbeitsblatt fest. In den späteren Sitzungen kommen wir darauf zurück.

Datum	Welche Übung? (Bitte ankreuzen)	Welche Erfahrungen haben Sie gemacht?
	☐ Bewusste aktive Bewegung ☐ Yoga ☐ Sitzmeditation	
	☐ Bewusste aktive Bewegung ☐ Yoga ☐ Sitzmeditation	
	☐ Bewusste aktive Bewegung ☐ Yoga ☐ Sitzmeditation	
	☐ Bewusste aktive Bewegung ☐ Yoga ☐ Sitzmeditation	
	☐ Bewusste aktive Bewegung ☐ Yoga ☐ Sitzmeditation	
	☐ Bewusste aktive Bewegung ☐ Yoga ☐ Sitzmeditation	

Notizen zu Woche 2

Den Körper wahrnehmen

Hier können Sie sich Notizen zu den Bewegungs- und Yoga-Einheiten, Meditationen oder zu Ihren Übungen für diese Woche machen.

Woche 3

Der Atem

»Offensichtlich bin ich ruhiger geworden:
Ich kann besser innehalten, atmen
und mich dann bewusst entscheiden.«

Hintergrundwissen zur dritten Sitzung:
Der Atem

»Im Training habe ich gelernt, wie wichtig es ist, Pausen zu machen. Ich kann mein Verhalten und meinen Energieverbrauch jetzt besser einschätzen.«

Atem und Rhythmus

Die ersten Minuten des Lebens sind für den Menschen mit extremem Stress verbunden, wenn man die physiologische Anpassungsleistung betrachtet. Unsere ersten Atemzüge sind lebenswichtig, sodass sie auch als erstes Kriterium auf dem Apgar-Index dienen, der die Verfassung eines Babys direkt nach der Geburt beschreibt. Und wir wissen, dass wir eines Tages unseren letzten Atemzug tun werden. Die Atmung eignet sich aus einigen Gründen besonders gut als Fokus in der Meditation: Unseren

Atem haben wir immer bei uns, was sehr praktisch ist. Die Atmung ist ein automatischer Vorgang, der Atem atmet sich selbst, und wenn wir ihm unsere Aufmerksamkeit zuwenden, schalten wir den Autopiloten ab. Die Atmung hat einen gleichmäßigen Rhythmus und wiederholt sich ständig. Es hat einen beruhigenden Effekt, wenn wir die Atmung aufmerksam beobachten, genauso wie die Bewegung des Meeres in seinem ewigen Rhythmus. Der Rhythmus sorgt für Harmonie. Die Atmung zu beobachten, wirkt wie ein Anker, der das Boot am Fahren hindert, die achtsame Fokussierung auf den Atem hält uns davon ab, uns von den Gedanken wegtreiben zu lassen.

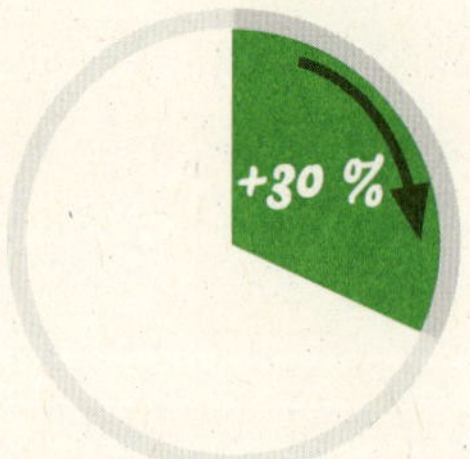

Sechs Monate später hatte sich die Arbeitszeit der Teilnehmer um 30 Prozent erhöht, verglichen mit der Zeit vor dem Mindful2Work-Training.

AUS DEN FORSCHUNGSBERICHTEN

Der Atem als Gradmesser

Der Atem liefert uns auch Informationen darüber, wie es uns gerade geht. Wenn wir gestresst sind, atmen wir anders als in der Entspannung. Angenommen, wir müssen eine Präsentation halten und merken, dass wir sehr schnell und flach atmen, dann zeigt uns das, dass wir die Situation aufregend finden. Wenn wir dagegen zu Hause auf dem Sofa ganz entspannt einen schönen Film sehen, atmen wir tiefer und langsamer. Der Atem sagt uns, wie es uns geht, und das Schöne ist, dass diese Information auch zu etwas gut ist! Es besteht eine Wechselwirkung: Wenn wir gestresst sind, atmen wir schneller und weiter oben in der Brust, und wenn wir das bemerken und bewusst tiefer und langsamer atmen, werden wir ruhiger. Würden wir dagegen weiterhin schnell und oben in der Brust atmen, dann würde der Stress bestehen bleiben oder sich sogar noch verstärken. Wenn wir den Atem verändern, können wir diese gegenseitige Verstärkung jedoch durchbrechen. Körper und Geist kommunizieren ununterbrochen miteinander: Wenn unser Körper entspannt ist, hat das einen beruhigenden Effekt auf unsere Gedanken und Gefühle, die ihrerseits wieder ein beruhigendes Signal an den Körper senden. Wenn unser Körper jedoch angespannt ist und wir entsprechend atmen, dann verstärkt das auch die Anspannung in unseren Gedanken und Gefühlen. Der Atem ist also ein geeignetes Instrument, um hierauf Einfluss zu nehmen.

Wenn wir tiefer und langsamer atmen, werden wir ruhiger.

Das Nervensystem

Neben der Vertiefung des Atems ist auch die Länge des Ein- und Ausatmens von Bedeutung. Das liegt an unserem autonomen Nervensystem, das alle vitalen Funktionen des Körpers regelt. Es besteht aus zwei verschiedenen Systemen: dem Sympathikus und dem Parasympathikus. Das sympathische Nervensystem ist sozusagen das Gaspedal: der Aktionszustand. Das parasympathische Nervensystem ist die Bremse: der Ruhe- und Erholungszustand. Bei der Einatmung wird das sympathische Nervensystem aktiviert, bei der Ausatmung das parasympathische. Bei Menschen mit Stresssymptomen ist dieses System oft nicht mehr richtig justiert. Weil zu viel oder zu lange Gas gegeben wurde, ohne ausreichend zurückzuschalten und auszuruhen, funktioniert die Bremse nicht mehr so, wie sie sollte. Wenn Sie Ihr Nervensystem zur Ruhe bringen wollen (also das parasympathische Nervensystem ansprechen wollen), dann sollten Sie tiefer und langsamer atmen und zwischen dem Ausatmen und dem nächsten Atemzug ein paar Sekunden Pause einlegen. Auf diese Weise betätigen wir die Bremse und bringen unseren Körper zur Ruhe. Und wenn unser Körper zur Ruhe kommt, kann er sich erholen und neue Energiereserven aufbauen. Wenn wir tiefer atmen, verbessern wir die Qualität der Atmung. Oft atmen wir nämlich sehr oberflächlich, kurz und oben in der Brust. Dabei wird zwar ausreichend Sauerstoff aufgenommen und Abfallstoffe werden ausgestoßen, aber die Atmung arbeitet nicht mit maximaler Effektivität. Eine tiefe Atmung ist wichtig, weil wir so mehr Sauerstoff aufnehmen und mehr Abfallstoffe ausstoßen, was unsere Vitalität positiv beeinflusst.

Übungen für zu Hause nach der dritten Sitzung

Der Atem

1. Lesen

Bitte lesen Sie das Hintergrundwissen zur dritten Sitzung in voller Aufmerksamkeit. Vielleicht möchten Sie sich Notizen machen oder Passagen unterstreichen, die Ihnen wichtig erscheinen.

2. Bewusste aktive Bewegung

Wir möchten Sie bitten, die bewusste aktive Bewegung in dieser Woche auf zwei Einheiten zu erhöhen (jeweils 15 Minuten). Beispiele für Bewegungseinheiten wurden in den vorigen Wochen bereits genannt.

3. Yoga

Hier gilt das Gleiche wie für die letzte Woche. Machen Sie auch in dieser Woche wieder einmal Yoga (15 Minuten), z. B. die Mindful2Work-Yoga-Übungen. Es sind die Übungen, die auch während der Sitzung durchgeführt wurden. Außerdem sollten Sie, wie schon zuvor, jeden Tag eine zusätzliche (kurze) Yoga-Übung machen, wenn möglich während der Arbeit. Zum Beispiel mit den Schultern kreisen oder – wenn Sie am Schreibtisch sitzen – die Übung zur Lockerung des Nackens.

Ihre Erfahrungen können Sie auf dem Arbeitsblatt zu Woche 3 festhalten.

Je mehr die achtsame Wahrnehmung und das Selbstmitgefühl während des Mindful2Work-Training zunehmen, desto stärker nehmen Stressgefühle und chronische Müdigkeit nach dem Training ab.

AUS DEN FORSCHUNGSBERICHTEN

4. Meditation

In dieser Woche möchten wir Sie bitten, die folgenden drei Achtsamkeitsübungen durchzuführen:

- täglich eine Sitzmeditation mit Achtsamkeit auf Atem und Körper
- einem anderen Teilnehmer täglich eine Nachricht zum Atemraum schicken
- eventuell die Übung zur Wechselatmung

Ihre Erfahrungen können Sie auf dem Arbeitsblatt zu Woche 3 festhalten.

4a. Sitzmeditation mit Achtsamkeit auf Atem und Körper

Sie können hierfür auf Audiodatei 3 (vgl. Hinweis zum Download im Kapitel »Ressourcen«) zurückgreifen. Versuchen Sie, allen Erfahrungen, die Sie während dieser Meditation machen, offen zu begegnen, wie auch immer diese Erfahrungen sein mögen. Erkennen Sie Urteile oder Erwartungen, die währenddessen möglicherweise entstehen, und lassen sie sie los.

4b. Einem anderem Teilnehmer eine Nachricht zum Atemraum schicken

In der Sitzung in dieser dritten Woche sollten Sie mit einem der Teilnehmer Ihre Telefonnummern ausgetauscht haben, am besten mit jemandem, dessen Telefonnummer Sie noch nicht in Woche 2 erhalten haben. Wir bitten Sie, ihm oder ihr jeden Tag eine Textnachricht zu schicken, in der einfach ».a« steht für Atemraum (. = stopp; a = Atemraum). Wenn Sie die Nachricht verschicken, nehmen Sie sich selbst auch einen Atemraum, wo immer Sie sich gerade befinden. Vielleicht können Sie die Meditation bereits auswendig, ansonsten greifen Sie auf Audiodatei 4 zurück. Außerdem sollten Sie sich auch einen Atemraum nehmen, wenn Sie die ».a-Nachricht« des anderen Teilnehmers erhalten, unabhängig davon, zu welchem Zeitpunkt und an welchem Ort dies gerade sein mag. Auf diese Weise sind Sie mit einem anderen Teilnehmer verbunden, und Sie nehmen sich beide in zufälligen und unerwarteten Momenten zwei Mal am Tag einen Atemraum, wobei Sie sich selbst Aufmerksamkeit schenken und wahrnehmen, wie es Ihnen in diesem Moment geht.

Zunächst geht es nur darum, die Nachricht zu verschicken, über Ihre Erfahrungen sprechen wir in der nächsten Sitzung.

Positive Gefühle wie Fröhlichkeit, Begeisterungsfähigkeit, Stärke, Energie, Selbstvertrauen und Inspiration nehmen nach dem Mindful2Work-Training in hohem Maße zu und die Effekte bleiben bis zu einem halben Jahr nach dem Training bestehen.

AUS DEN FORSCHUNGSBERICHTEN

4c. Wechselatmung

In der dritten Sitzung haben wir bereits geübt, auf diese Weise zu atmen. Sie können die Wechselatmung in dieser Woche bei Bedarf ausprobieren. Sie hilft bei Stress, Schlafproblemen und Gefühlen von Hyperaktivität. Bei dieser Art der Atmung wird die Aktivität beider Hemisphären des Gehirns synchronisiert. Aus diesem Grund wird die Wechselatmung auch als eine gute Vorbereitung zur Meditation angesehen. Weitere Informationen hierzu finden Sie zum Beispiel auf: https://wiki.yoga-vidya.de/Wechselatmung.

Arbeitsblatt zu Woche 3

Der Atem

Halten Sie Ihre Erfahrungen mit den Übungen täglich auf diesem Arbeitsblatt fest. In den späteren Sitzungen kommen wir darauf zurück.

Datum	Welche Übung? (Bitte ankreuzen)	Welche Erfahrungen haben Sie gemacht?
	☐ Bewusste aktive Bewegung ☐ Yoga ☐ Sitzmeditation	
	☐ Bewusste aktive Bewegung ☐ Yoga ☐ Sitzmeditation	
	☐ Bewusste aktive Bewegung ☐ Yoga ☐ Sitzmeditation	
	☐ Bewusste aktive Bewegung ☐ Yoga ☐ Sitzmeditation	
	☐ Bewusste aktive Bewegung ☐ Yoga ☐ Sitzmeditation	
	☐ Bewusste aktive Bewegung ☐ Yoga ☐ Sitzmeditation	

Notizen zu Woche 3

Der Atem

Hier können Sie sich Notizen zu den Bewegungs- und Yoga-Übungen, Meditationen oder zu Ihren Übungen für zu Hause für diese Woche machen.

Woche 4

Stress

»Ich nehme Stress und meine Möglichkeiten im Umgang damit inzwischen bewusster wahr, und gerade dadurch bin ich mir auch der stressfreien Momente stärker bewusst.«

Hintergrundwissen zur vierten Sitzung: Stress

»Während des Trainings habe ich gelernt, besser darauf zu achten, wie ich mich fühle, und so weiß ich auch, was ich verändern kann. So nehme ich zum Beispiel inzwischen wahr, wann ich Stress habe, kann ihn besser loslassen und mich leichter entspannen.«

Stressbedingte Symptome

Stress ist in der heutigen Zeit ein weitverbreitetes Phänomen. Es scheint sogar eher die Regel als die Ausnahme zu sein, dass wir uns gehetzt und angespannt fühlen, weil wir so viele Dinge gleichzeitig jonglieren müssen oder wollen. Dem American Institute of Stress zufolge stehen 75–90 Prozent aller Besuche beim Allgemeinarzt im Zusammenhang mit Stress (Rosch, 2001). Die American Psychological Association weist darauf hin, dass mehr als zwei Drittel der Bevölkerung Stresssymptome zeigen, wie

Müdigkeit, Reizbarkeit, Aggression oder Veränderungen des Schlafrhythmus (APA, 2013). Und man muss davon ausgehen, dass viele Menschen mit Stresssymptomen wahrscheinlich gar nicht zum Arzt oder einem Therapeuten gehen oder dies erst tun, wenn es »zu spät« ist. In einer weiteren Untersuchung, die auf Interviews mit Personalverantwortlichen basiert, haben 97 Prozent der Manager angegeben, dass Stress ihrer Meinung nach heutzutage die größte Bedrohung für die Gesundheit von Arbeitnehmer/-innen darstellt (Fuller, 2006). Und in den Niederlanden sind laut Angaben von TNO 36 Prozent des krankheitsbedingten Arbeitsausfalls die Folge von Stress am Arbeitsplatz (Van der Ploeg u. a., 2014). Diese Zahlen sind besorgniserregend, vor allem angesichts der vielen negativen Folgen, die Stress für uns Menschen auf mentaler und körperlicher Ebene hat.

Kämpfen, flüchten, erstarren

Die Neigung zur Stressanfälligkeit von uns Menschen erklärt sich aus unserer Evolutionsgeschichte. Es ist das Erbe unserer Ahnen, dass wir schnell Gefahr wittern und daher auch oft unter Stress stehen. Da der Mensch nicht besonders stark oder schnell ist, war das rechtzeitige Erkennen von Gefahr – also einen gelben Felsen erst einmal für einen Löwen zu halten und einen Stock für eine Schlange – eine sinnvolle Strategie, um die eigenen Überlebenschancen zu vergrößern: Lieber neun Mal einen gelben Felsen für einen Löwen halten, als einmal einen Löwen für einen gelben Felsen.

Wenn wir unter Stress stehen, werden Hormone ausgeschüttet. Diese Hormone (unter anderem Adrenalin und Cortisol) versetzen den Körper in einen Zustand äußerster Handlungsbereitschaft. Sobald Gefahr droht, bereitet unser Körper sich auf eine Reaktion vor, die lebensrettend ist. Dieser Mechanismus stammt noch aus der Urzeit: Stehen wir wirklich einem Löwen Auge in Auge gegenüber, ist schnelles Handeln lebenswichtig! Daher arbeitet das Gehirn unter Stress anders: Die Informationsverarbeitung funktioniert schneller, weil schnelles Reagieren die Überlebenschancen erhöht. In diesem Fall wird ausschließlich das limbische System aktiviert, der kurze Weg der Informationsverarbeitung und des Handelns. Das ist der Grund dafür, dass wir unter Stress nur begrenzte Handlungsmöglichkeiten haben: kämpfen, flüchten, erstarren. Die Reaktionen sind dann schnell, reaktiv und impulsiv, ihnen geht kein bewusstes Denken oder Planen voraus. Ein anderer Teil des Gehirns – das kortikale System – wird bei der Informationsverarbeitung unter Stress dagegen nicht aktiviert. Es ist der Teil des Gehirns, der es uns ermöglicht zu planen, Entscheidungen zu treffen, den Überblick zu behalten, die Konsequenzen unseres Handelns zu überblicken, unsere Impulse zu beherrschen, den Standpunkt eines anderen einzunehmen und emphatisch zu sein. Wir reagieren also noch genauso auf Stress wie zu Urzeiten, sodass wir in gefährlichen Situationen sehr schnell und instinktiv handeln. Zum Beispiel greifen wir sofort nach dem Geländer, wenn wir die Treppe hinunterzufallen drohen, oder laufen sofort weg und schreien, wenn wir auf der Straße überfallen werden, ohne dass wir hierzu das Denken einschalten müssten. Das ist sehr praktisch, wenn wir wirklich in Gefahr sind. Aber unser Gehirn arbeitet auch in Situationen so, die zwar viel Stress mit sich bringen, aber nicht lebensbedrohlich sind, also wenn uns beispielsweise bei der Arbeit eine Deadline gesetzt wurde, wir im Stau stehen, grübeln, zu spät kommen, Streit haben oder kritisiert werden. Dann verfallen wir fast automatisch in einen Modus – kämpfen, flüchten oder erstarren –, der nur selten sinnvoll ist, da keine Lebensgefahr besteht. So handelt es sich zum Beispiel um eine unangemessene Reaktion auf Stress, wenn wir aggressiv gegenüber den (geliebten) Menschen um uns herum

Betrachten Sie den Augenblick, ohne ihn verändern zu wollen. Was geschieht dann? Was fühlen Sie? Was sehen Sie? Was hören Sie?
JON KABAT-ZINN

reagieren (kämpfen) oder einen Blackout haben (erstarren), wenn wir die Deadline nicht einhalten können, oder der Stress uns so unter Druck setzt, dass wir uns am liebsten unter einer Decke verkriechen möchten, oder unsere Mails nicht mehr lesen (flüchten). Die Kampf-, Flucht oder Erstarrungsreaktion, in die wir unter Stress verfallen, ist meist nicht angemessen, wenn keine Lebensgefahr besteht. In solchen Situationen ist eher das schlaue (präfrontale) Gehirn – der längere Weg bei der Informationsverarbeitung – gefragt.

Grübeln

Neben dem Überlebensreflex (kämpfen, flüchten oder erstarren), der genauso funktioniert wie in der Tierwelt, hat der Mensch noch eine andere Strategie, um auf Stress zu reagieren: grübeln, sich Sorgen machen, die Dinge wieder und wieder durchgehen. Und tatsächlich, wenn wir ständig über die Quelle unseres Stresses nachdenken – wobei wir uns ständig im Kreis drehen –, scheint unser Stressniveau ein wenig zu sinken. Das liegt daran, dass wir durch das ständige Nachdenken darüber, was wir ändern könnten, in unserem Erleben einigermaßen Kontrolle über die Stressursache erlangen (Borkovec, Shadick, Hopkins, 1991). Grübeln ist also genau wie kämpfen, flüchten oder erstarren eine Form der Abwehr. Wir lassen den Stress und seine Ursache auf diese Weise nicht wirklich an uns heran, wir erleben ihn nicht.

Den Stress wahrzunehmen, ist bereits ein guter erster Schritt.

Abgesehen davon, dass Stress unser Verhalten beeinflusst, hat er auch Auswirkungen auf unsere Gesundheit. Denn wenn wir gestresst sind, bereitet sich unser Körper auf eine Überlebensstrategie vor, er befindet sich in höchster Alarmbereitschaft – so wie bei der Begegnung mit einem Löwen in der Urzeit. Wir haben heutzutage also eigentlich ständig Löwen um uns herum, sodass unser Körper kaum zur Ruhe kommt und sich nicht erholen kann. Wenn wir oft oder über längere Zeit unter Stress stehen, dann hat das seinen Preis. Der Körper findet dann keine Möglichkeit mehr, sich mit neuer Energie zu versorgen und sich zu erholen. Unsere Energie geht zur Neige, die Erholung muss warten. Schlafprobleme, Muskel- und Gelenkschmerzen, Kopfschmerzen, Schwindel und Verdauungsprobleme, Herz- und Kreislaufprobleme, hoher Blutdruck und ein geschwächtes Immunsystem können die Folge sein. Man sagt, Stress sei ein »Meuchelmörder«, weil er unser System (unbemerkt) angreift. Außerdem werden wir unter Stress gehetzt und ruhelos, aber auch ängstlich und depressiv.

Ein gesteigertes achtsames Bewusstsein und Selbstmitgefühl sind die Funktionsmechanismen von Mindful2Work bei der Stressreduktion. Die Effekte des Trainings, zum Beispiel im Bereich der chronischen Müdigkeit, äußern sich also vor allem darin, dass die Teilnehmer aufmerksamer und freundlicher sich selbst gegenüber werden und sich so weniger gestresst fühlen.

AUS DEN FORSCHUNGSBERICHTEN

Mit Stress umgehen lernen

Glücklicherweise können wir lernen, mit dem Stress, der heute allgegenwärtig ist, anders umzugehen. Ein erster Schritt hierbei ist, zu bemerken, dass wir gestresst sind – dann können wir uns einen »Atemraum« schaffen. Diese kurze dreiteilige Übung haben wir bereits kennengelernt. In einem ersten Schritt fragen wir uns, wie es uns gerade geht. Wir machen uns unsere körperlichen Empfindungen bewusst, unsere Gedanken,

Stellen Sie sich ab und zu die Frage, wie es Ihnen geht.

Gefühle und Handlungsimpulse. Indem wir all dies wahrnehmen, gewinnen wir automatisch Abstand zum Stress, wir sind nicht mehr eins mit ihm, wir können ihn betrachten. Dann verengen wir den Fokus auf den Atem und erweitern ihn im dritten Schritt auf den gesamten Körper.

Wenn wir keine Zeit für einen solchen Atemraum haben, können wir auch einfach eine Anzahl Atemzüge bewusst wahrnehmen. Indem wir einen Moment lang achtsam sind, können wir den Stressmodus verlassen. So wird im Gehirn wieder der längere Weg eingeschlagen und das kortikale System aktiviert. Statt automatisch zu reagieren (aus der Kampf-, Flucht-, Erstarrungsreaktion heraus), können wir der Situation jetzt bewusst begegnen. Und so haben wir wieder Wahlmöglichkeiten anstelle der begrenzten Handlungsmöglichkeiten, die sich uns bieten, wenn wir kämpfen, flüchten oder erstarren.

Wenn wir zum Beispiel am Ende eines anstrengenden Arbeitstages auch noch einkaufen müssen und plötzlich in der langen Schlange vor der Kasse stehen, dann sind wir verärgert, weil wir schnell nach Hause möchten. Die Muskelspannung in unserem Körper nimmt zu, unsere Atmung wird flach und wir pressen unsere Kiefer aufeinander. Meistens bemerken wir diese Stresssymptome gar nicht. Wenn wir uns der körperlichen Reaktionen allerdings bewusst werden, können wir uns auch darauf einstellen. Wir können uns einen Atemraum nehmen und dann die bewusste Entscheidung treffen, tiefer und ruhiger zu atmen und unsere Muskeln zu entspannen, statt uns zu verkrampfen und über jemanden aufzuregen, der versucht, sich vorzudrängeln.

Körperliche Stressreaktionen wie Kopf-, Schulter-, Nacken- und Rückenschmerzen bleiben in der Zeit vor dem Training konstant erhalten. Direkt nach dem Training sowie sechs Wochen und sechs Monate danach nehmen die Symptome deutlich ab und verringern sich mit der Zeit immer weiter. Somit kann vorsichtig geschlossen werden, dass die Abnahme der körperlichen Stresssymptome auf dem Mindful2Work-Training basiert.

AUS DEN FORSCHUNGSBERICHTEN

Auch wenn wir einen Moment lang achtsam sind und unsere Reaktionen verlangsamen, ist es natürlich möglich, dass wir genauso handeln wie bei einer automatischen Reaktion, doch jetzt ist es eine bewusste Entscheidung. Aber vielleicht entscheiden wir uns ja auch dazu, den anderen lächelnd vorzulassen, schließlich haben wir ja Zeit!

Übungen für zu Hause nach der vierten Sitzung

Stress

1. Lesen

Bitte lesen Sie das Hintergrundwissen zur vierten Sitzung mit voller Aufmerksamkeit. Vielleicht möchten Sie sich Notizen machen oder Passagen unterstreichen, die Ihnen wichtig erscheinen.

2. Bewusste aktive Bewegung

Wir möchten Sie bitten, sich genau wie in der letzten Woche auch in dieser Woche bewusst und aktiv zu bewegen, doch jetzt ein wenig länger (jeweils 20 Minuten). Beispiele für Bewegungseinheiten wurden in den vorigen Wochen bereits genannt.

Ihre Erfahrungen können Sie auf dem Arbeitsblatt zu Woche 4 festhalten.

3. Yoga

Hier gilt das Gleiche wie in der letzten Woche. Auch in dieser Woche steht wieder eine Einheit Yoga (15 Minuten) auf dem Programm, z. B. die Mindful2Work-Yoga-Übungen aus Anlage 2. Es sind wie immer dieselben Übungen, die auch während der Sitzung durchgeführt wurden. Außerdem sollten Sie wie zuvor jeden Tag eine (kurze) zusätzliche Yoga-Übung in den (Arbeits-)Alltag einflechten. Vorschläge hierzu bieten die vorangegangenen Wochen. Das Einfügen dieser kleinen Einheiten in den Alltag steigert die Wahrscheinlichkeit, dass sie eines Tages zur täglichen Routine werden.

Ihre Erfahrungen können Sie auf dem Arbeitsblatt zu Woche 4 festhalten.

4. Meditation

In dieser Woche möchten wir Sie bitten, die folgenden zwei Achtsamkeitsübungen durchzuführen:

- täglich eine Meditation, wobei Sie zwischen einer Sitzmeditation mit Achtsamkeit auf Geräusche und Gedanken und einer Gehmeditation wechseln sollten
- täglich einen Eintrag ins Tagebuch Stressmomente

Ihre Erfahrungen können Sie auf dem Arbeitsblatt zu Woche 4 festhalten.

4a. Sitzmeditation mit Achtsamkeit auf Geräusche und Gedanken im Wechsel mit einer Gehmeditation

Hierzu können Sie auf die Audiodateien 5 und 6 zurückgreifen. Wir bitten Sie, allen Erfahrungen, die Sie während des Meditierens machen, offen zu begegnen, unabhängig davon, welche Erfahrungen dies sein mögen. Versuchen Sie, Urteile oder Erwartungen, die währenddessen möglicherweise entstehen, zu erkennen und sie loszulassen.

4b. Tagebuch Stressmomente

Orientieren Sie sich an den folgenden vier Fragen, wenn Sie das Tagebuch führen:

1. Um welche Erfahrung geht es?
2. Was geschieht in meinem Körper während dieser Erfahrung?
3. Welche Stimmungen und Gefühle gehen mit dieser Erfahrung einher?

4. Welche Gedanken gehen mit dieser Erfahrung einher? Zum Beispiel: Die Arbeit türmt sich auf und ich konnte den Termin nicht einhalten (Erfahrung); ich habe gemerkt, dass ich angespannt war, schwitzte, Schmerzen in Nacken und Schultern hatte (körperliche Wahrnehmungen). Ich nahm auch Gefühle der Unruhe, Besorgnis und Verärgerung wahr, die mich ängstigten (Stimmung, Gefühle), und ich dachte: »Bekomme ich das alles wohl noch hin?« und »Ich kann das nicht mehr aushalten« (Gedanken).

Sie können bei dieser Übung nichts falsch machen, es geht nur darum, dass Sie bemerken, was Stressmomente für Sie bedeuten, was in diesen Momenten in Ihrem Körper geschieht und welche Gefühle und Gedanken Sie haben. Auch wenn Sie dabei manchmal nichts bemerken, ist das völlig in Ordnung. Probieren Sie auch aus, was Sie spüren, wenn Sie sich vor, während oder nach einem stressigen Moment einen Atemraum nehmen.

Die Fähigkeit, Dinge bewusst und aufmerksam auszuführen, weniger schnell zu urteilen oder nicht direkt zu reagieren, unterliegt in der Zeit vor dem Training, wie erwartet, keiner Veränderung, verbessert sich aber nach dem Training entscheidend. Diese Zunahme an achtsamem Bewusstsein bleibt noch sechs Monate nach Beginn des Trainings spürbar.

AUS DEN FORSCHUNGSBERICHTEN

Notizen zu Woche 4

Stress

Hier können Sie sich Notizen zu den Bewegungs- und Yoga-Übungen, Meditationen oder zu Ihren Übungen für zu Hause in dieser Woche machen.

Tagebuch zu Stressmomenten

Datum	Um welches Erlebnis oder welchen Stressmoment geht es?	Was nehmen Sie in Ihrem Körper wahr?

Welche Stimmungen oder Gefühle nehmen Sie wahr?	Welche Gedanken kommen in Ihnen auf?

Arbeitsblatt zu Woche 4

Stress

Notieren Sie Ihre Erfahrungen nach den Übungen täglich auf diesem Arbeitsblatt. In den späteren Sitzungen kommen wir hierauf zurück.

Datum	Welche Übung? (Bitte ankreuzen)	Welche Erfahrungen haben Sie gemacht?
	☐ Bewusste aktive Bewegung ☐ Yoga ☐ Sitzmeditation	
	☐ Bewusste aktive Bewegung ☐ Yoga ☐ Sitzmeditation	
	☐ Bewusste aktive Bewegung ☐ Yoga ☐ Sitzmeditation	
	☐ Bewusste aktive Bewegung ☐ Yoga ☐ Sitzmeditation	
	☐ Bewusste aktive Bewegung ☐ Yoga ☐ Sitzmeditation	
	☐ Bewusste aktive Bewegung ☐ Yoga ☐ Sitzmeditation	

Woche 5

Mit schwierigen Situationen umgehen

»Ich habe ab und zu noch immer unangenehme Gefühle und ich grübele auch noch, kann jetzt aber besser damit umgehen.«

Hintergrundwissen zur fünften Sitzung:
Mit schwierigen Situationen umgehen

»Am Anfang hatte ich auf dem Weg ins Büro fast automatisch Gefühle von Stress und Angst. Ich sehe das inzwischen gelassener, bin nicht mehr so streng mit mir selbst. Früher habe ich einfach weitergearbeitet, bis ich so starke Muskelschmerzen hatte, dass ich meinen Hals nicht mehr bewegen konnte. Heute reagiere ich früher, gestehe mir eher zu, eine Pause zu machen, um zum Beispiel zu meditieren.«

Vermeidungsverhalten

Wenn in unserem Leben ein Problem oder eine Schwierigkeit auftaucht, wehren wir uns meist dagegen, wir wollen, dass das Problem verschwindet. Wir möchten uns nicht schlecht fühlen, und tun alles, um dieses Gefühl zu vermeiden: Wir grübeln (denn anders als wir vielleicht erwarten würden, vermindert das den physiologischen Stress tatsächlich, weil es uns ein Gefühl der Kontrolle gibt), wir ignorieren es, drücken es weg oder lenken uns davon ab, indem wir zum Beispiel trinken, uns mit Essen trösten, sehr intensiv Sport treiben, soziale Ablenkung suchen oder arbeiten. Die schönen und angenehmen Dinge wollen wir dagegen am liebsten so lange wie möglich festhalten, sie sollen niemals enden. Dieses Verhalten entspringt unserer angeborenen Tendenz, nach Glück und guten Erfahrungen zu suchen, wobei wir Schmerz unterdrücken oder leugnen. Und die heutige Kultur scheint diese Tendenz sogar noch zu verstärken. Auf die Frage »Wie geht es?« erwarten wir »gut« als Antwort, und genauso das antworten wir auch automatisch, wenn wir gefragt werden. Wir haben die Neigung, unsere Aufmerksamkeit von schwierigen Themen abzuwenden.

Widerstand macht alles nur schlimmer

Leider hat das Festhalten am Glück und das Verdrängen von Schwierigkeiten auch eine Kehrseite, denn das Leben ist nicht nur angenehm. Indem wir uns wehren, wenn es gerade mal nicht so gut läuft, machen wir alles nur noch schlimmer. Wenn wir zum Beispiel einen schlechten Arbeitstag hatten, können wir uns wahnsinnig darüber aufregen, dass die Arbeit nicht so läuft, wie wir es uns vorstellen, wir ärgern uns darüber, dass wir uns nicht gut fühlen, denn das darf schließlich nicht sein. Allerdings sorgt genau dieses Verhalten für zusätzliche Enttäuschung und Negativität. Wir fügen unserem Leid weiteres Leid hinzu. Das kleine Häuflein »Unbehagen« wächst so zu einem großen Berg an. Dies fasst Germer in seinem Buch *Der achtsame Weg zum Selbstmitgefühl* (2015) in folgender Formel zusammen: Schmerz + Widerstand = Leiden. Wir empfinden nicht nur den ursprünglichen Schmerz, sondern ärgern uns auch noch darüber, dass es so ist, wie es ist. Wir wollen, dass es anders

Es kostet uns viel weniger Energie, unser Problem zu umarmen.

ist, und vielleicht kritisieren wir uns zudem noch selbst, weil wir uns so fühlen, wie wir uns fühlen. Und so wächst das kleine Häuflein Elend wirklich zu einem ganzen Berg an!

Es ist also wichtig, dem Schmerz nichts hinzuzufügen, und es ist entscheidend, wie wir mit dem Schmerz umgehen. Stellen wir uns unser Problem als ein volles Glas vor, das wir in der Hand halten. Wenn wir das Problem loswerden wollen und deshalb das Glas mit ausgestrecktem Arm so weit wie möglich von uns weghalten, dann ermüdet unser Arm und es baut sich Spannung auf – was extrem anstrengend ist. Stellen wir uns jetzt vor, dass wir das Glas, unser Problem, fest an die Brust drücken, wobei wir eine Hand über die andere legen. Das Problem bleibt dasselbe, aber es auf diese Weise zu umarmen, auf diese Weise damit umzugehen, kostet uns viel weniger Energie. Das Problem selbst hat sich nicht verändert, aber wir können es viel leichter handhaben. Widerstand zu leisten, kostet viel Energie. Es ist wie mit einem Ball, den wir unter Wasser drücken wollen. Je stärker wir drücken, desto mehr Widerstand leistet der Ball.

Akzeptanz

Achtsamkeitsmeditation kann uns dabei helfen, zu lernen, anders mit unseren Schwierigkeiten umzugehen. Anstatt Widerstand zu leisten, gestehen wir uns zu, die Schwierigkeiten spüren zu dürfen. Das muss nicht angenehm sein. Schon alleine diese Erkenntnis kann eine große Erleichterung sein und beruhigend wirken. Wenn wir immer nur nach Glück streben, macht uns gerade das unglücklicher. Der erste Schritt im achtsamen Umgang mit Schwierigkeiten ist Akzeptanz. Das bedeutet nicht, dass wir alles passiv hinnehmen und uns wehrlos oder als Opfer fühlen müssen. Akzeptanz ist ein sehr aktiver Prozess. Es geht darum, alles, was gerade geschieht, deutlich wahrzunehmen und zuzulassen, denn wenn wir das tun, gewinnen wir Zeit und Raum und können angemessener reagieren. So kann gerade die Akzeptanz eine Veränderung in Gang setzen.

Wenn wir Burn-out-Symptome haben, diese Tatsache aber noch nicht akzeptiert haben, verlangen wir möglicherweise weiterhin zu viel von uns und gehen über unsere Grenzen: Wir laden uns zum Beispiel immer noch zu viel Hausarbeit und berufliche Aufgaben auf, treiben immer noch sehr intensiv Sport und haben immer noch einen vollen Terminplan, sodass die Situation bleibt, wie sie ist (oder sogar noch schlimmer wird). Wenn wir aber akzeptieren, dass unsere Energiereserven fast aufgebraucht sind und wir unser Leben entsprechend gestalten, dann erholen wir uns schneller und tanken wieder auf. Dasselbe gilt für alle anderen vorübergehenden oder bleibenden Einschränkungen: eine Verletzung, eine chronische Krankheit, ein Familienmitglied mit einer Beeinträchtigung. Wenn wir immer einfach weitermachen, nicht sehen wollen, wie die Dinge liegen, um uns darauf einzustellen, dann arbeiten wir gegen uns selbst.

Du kannst dich zurückhalten von den Leiden der Welt, das ist dir freigestellt und entspricht deiner Natur, aber vielleicht ist gerade dieses Zurückhalten das einzige Leid, das du vermeiden könntest.
FRANZ KAFKA

Selbstmitgefühl

Neben Akzeptanz ist Selbstmitgefühl, also der freundliche Umgang mit sich selbst, vor allem im Umgang mit schwierigen Situationen, eine wesentliche Voraussetzung. Wir leiden, weil wir zu hart mit uns selbst umgehen. Oft sind wir unser strengster Kritiker, und unsere innere Stimme, die uns tagein, tagaus kritisiert, ist unbarmherzig und streng. So wie wir uns behandeln, würden wir einen Freund oder eine Freundin wahrscheinlich niemals behandeln. Denn dann wäre die Freundschaft wahrscheinlich schnell beendet. Wenn eine Freundin in Schwierigkeiten ist, hören wir ihr zu, legen ihr den Arm um die Schulter, kochen ihr eine

Tasse Tee oder gießen ihr ein Schnäpschen ein, sagen ihr, dass wir so etwas alle schon mal erlebt haben. Ganz anders als wir mit uns selbst umgehen, wenn wir ein Problem haben.

Wir möchten Sie also einladen, sich selbst ein guter Freund oder eine gute Freundin zu sein, wenn Sie merken, dass Sie gerade schwierige Zeiten durchleben, dass Sie sich selbst in Ruhe zuhören und dem Aufmerksamkeit schenken, was gerade ansteht. Gefühle wollen wahrgenommen werden, sonst werden sie nur heftiger. Es ist wie bei einem Kind, das hingefallen ist. Das Kind wird weinend auf uns zu gelaufen kommen. Wenn wir zu ihm dann sagen würden: »Sei still, ich will das nicht hören! Stell dich nicht so an! Du Heulsuse!«, wird das Kind noch lauter weinen. Wenn wir aber sagen: »Was ist los? Erzähl's mir! Setz dich auf meinen Schoß!«, es wiegen, kuscheln und ihm Aufmerksamkeit schenken, wird es sich getröstet fühlen und schließlich aufhören zu weinen.

Während dieser Sitzung üben wir, uns schwierigen Gefühlen zu nähern, wie wir uns einem Kind nähern würden, indem wir zuhören und sie umarmen. Freundlichkeit uns selbst gegenüber bedeutet nicht, dass wir nicht daran arbeiten, unser Verhalten und unsere Leistungen zu verbessern oder dass wir faul werden. Es geht darum, uns der negativen, kritischen inneren Stimme bewusst zu werden und ihre destruktiven Folgen abzumildern.

Ein Wirkmechanismus des Mindful2Work-Trainings besteht in der Entwicklung von größerem Selbstmitgefühl. Stress kann unter anderem dadurch reduziert werden, dass Teilnehmer freundlicher, weniger urteilend und liebevoller mit sich selbst umgehen.

AUS DEN FORSCHUNGSBERICHTEN

Flexibilität

Wenn sich Schwierigkeiten oder Probleme einstellen, die wir lieber nicht haben wollen, dann betrachten wir diese Probleme meist als »Feind«. Williams und Penman (2015) beschreiben in ihrem Buch »Das Achtsamkeitstraining« in Kapitel 9, wie sich dies im Gehirn widerspiegelt. Dort werden »Abwehrmechanismen« aktiviert, sodass wir aus Angst oder Abwehr heraus handeln (kämpfen oder flüchten), wobei sich unser Blick verengt. Wenn wir eine Schwierigkeit oder ein Problem dagegen mit Neugierde betrachten, es unvoreingenommen untersuchen, aktivieren wir »Annäherungsmechanismen«, sodass wir dem Problem positiver entgegentreten können. Wir öffnen uns sozusagen wieder, sodass Raum für kreatives Denken entsteht, für Veränderungen und Lösungen. Wir entwickeln Flexibilität. Ein Rückschlag hat so einen anderen Effekt, wenn wir ihn als Herausforderung betrachten. Wenn wir Schwierigkeiten willkommen heißen und sie als Chance sehen, um daraus zu lernen und daran zu wachsen, dann sind wir eher bereit, Herausforderungen zu wagen. Wir haben keinen Einfluss darauf, was uns das Leben bringt, aber sehr wohl darauf, wie wir all dem entgegentreten. Eine andere Haltung einzunehmen, bringt viele Vorteile, und es ist auch das Einzige, worauf wir wirklich Einfluss nehmen können.

Es ist außerdem hilfreich, im Hier und Jetzt zu bleiben, wenn wir uns einem Problem stellen müssen. Probleme können uns nämlich mitreißen und sich zu gigantischen Sorgen über die Zukunft auswachsen. Dabei wissen wir überhaupt nicht, was in Zukunft sein wird, es sind nur Hirngespinste, gegen die wir keine Chance haben – denn es gibt sie gar nicht. Und so ist es auch völlig unsinnig, sich deshalb verrückt zu machen. Besser beschäftigen wir uns mit dem gegenwärtigen Moment, dem einzigen Augenblick, der wirklich uns gehört und in dem wir etwas bewirken können.

Übungen für zu Hause nach der fünften Sitzung
Mit schwierigen Situationen umgehen

1. Lesen

Bitte lesen Sie das Hintergrundwissen zur fünften Sitzung mit voller Aufmerksamkeit. Vielleicht möchten Sie sich Notizen machen oder Passagen unterstreichen, die Ihnen wichtig erscheinen.

2. Bewusste aktive Bewegung

Wir möchten Sie bitten, sich genau wie in der letzten Woche zwei Mal bewusst und aktiv zu bewegen (jeweils 20 Minuten). Auch diesmal können Sie wieder auf die Bewegungseinheiten der vorigen Wochen zurückgreifen.

Ihre Erfahrungen können Sie auf dem Arbeitsblatt zu Woche 5 festhalten.

3. Yoga

Bisher sollten Sie lediglich einmal pro Woche Yoga machen, dies können Sie in der fünften Woche auf zwei Einheiten ausweiten (jeweils 15 Minuten). Wie immer bieten sich hierzu die Mindful2Work-Yoga-Übungen an. Es sind die Übungen, die auch während der Sitzung durchgeführt wurden. Außerdem sollten Sie wie zuvor jeden Tag eine Mini-Yoga-Übung in den (Arbeits-)Alltag integrieren oder sie vor dem Einschlafen machen. Schulterkreisen, den Nacken lockern oder die halbe Kerze (siehe Anlage 2), sind geeignete Entspannungsübungen.

Ihre Erfahrungen können Sie auf dem Arbeitsblatt zu Woche 5 festhalten.

4. Meditation

In dieser Woche möchten wir Sie bitten, die folgenden vier Achtsamkeitsübungen durchzuführen:

- täglich einen Atemraum während eines schwierigen Moments
- zwei Mal eine Sitzmeditation zu einem Problem
- eine Freundlichkeitsmeditation
- notieren Sie täglich drei Dinge, für die Sie dankbar sind

Ihre Erfahrungen können Sie auf dem Arbeitsblatt zu Woche 5 festhalten.

Außerdem möchten wir Sie bitten, zur letzten Sitzung einen Gegenstand mitzubringen, der Ihren Lernprozess während des Mindful2Work-Trainings symbolisiert. Und schließlich können Sie, wenn Sie möchten, einen »Random Act of Kindness (RAK)« tun, »irgendeine freiwillige gute Tat«.

4a. Atemraum in einem schwierigen Moment

Hierzu können Sie auf die Audiodatei 4 zurückgreifen. Wir bitten Sie, die Übung »Atemraum« in dieser Woche vor, während (wenn möglich) oder direkt nach einem schwierigen Moment zu machen und zu beobachten, wie es Ihnen dabei geht.

4b. Sitzmeditation mit Achtsamkeit auf eine schwierige Situation

Meditieren Sie diese Woche mithilfe von Audiodatei 7 zwei Mal zu einer schwierigen Situation. Wir bitten Sie, allen Erfahrungen, die Sie während der Meditation machen, offen zu begegnen, unabhängig davon, welche Erfahrungen dies sein mögen. Versuchen Sie, Urteile oder Erwartungen, die währenddessen möglicherweise entstehen, zu erkennen und sie loszulassen.

Bei dem Problem, zu dem Sie die Sitzmeditation durchführen, kann es sich um eine kleinere oder größere Schwierigkeit handeln oder um ein Problem, das schon länger besteht.

Vor dem Mindful2Work-Training wurde, wie zu erwarten, nicht gesehen, dass auch andere Menschen die Erfahrung machen, dass sie streng und wertend gegenüber sich selbst, intolerant und abwertend gegenüber den eigenen Fehlern sind, dass dies zum Menschsein gehört. Nach dem Mindful2Work-Training nahm diese Erkenntnis, die Fähigkeit zum Selbstmitleid, dagegen zu. Diese große Veränderung in der Freundlichkeit gegenüber sich selbst kann also mit großer Wahrscheinlichkeit dem Mindful2Work-Training zugeschrieben werden.

AUS DEN FORSCHUNGSBERICHTEN

4c. Freundlichkeitsmeditation

Üben Sie in dieser Woche einmal die Freundlichkeitsmeditation mithilfe von Audiodatei 8. Wir bitten Sie, allen Erfahrungen, die Sie während der Meditation machen, offen zu begegnen, unabhängig davon, ob diese positiv, negativ oder neutral sein mögen. Lassen Sie eventuell auftretende Urteile oder Erwartungen los.

Arbeitsblatt zu Woche 5

Mit schwierigen Situationen umgehen

Halten Sie Ihre Erfahrungen mit den Übungen täglich auf diesem Arbeitsblatt fest. In den späteren Treffen kommen wir darauf zurück.

Datum	Welche Übung? (Bitte ankreuzen)	Welche Erfahrungen haben Sie gemacht?
	☐ Bewusste aktive Bewegung ☐ Yoga ☐ Sitzmeditation	
	☐ Bewusste aktive Bewegung ☐ Yoga ☐ Sitzmeditation	
	☐ Bewusste aktive Bewegung ☐ Yoga ☐ Sitzmeditation	
	☐ Bewusste aktive Bewegung ☐ Yoga ☐ Sitzmeditation	
	☐ Bewusste aktive Bewegung ☐ Yoga ☐ Sitzmeditation	
	☐ Bewusste aktive Bewegung ☐ Yoga ☐ Sitzmeditation	

Arbeitsblatt Dankbarkeit

Notieren Sie jeden Tag vor dem Schlafengehen drei Dinge, für die Sie dankbar sind.

Datum		Heute war ich dankbar für
	1	
	2	
	3	
	1	
	2	
	3	
	1	
	2	
	3	
	1	
	2	
	3	
	1	
	2	
	3	
	1	
	2	
	3	

Notizen zu Woche 5

Mit schwierigen Situationen umgehen

Hier können Sie sich Notizen zu den Bewegungs- und Yoga-Übungen, Meditationen oder zu Ihren Übungen zu Hause für diese Woche machen.

Woche 6

Für sich selbst sorgen

»Ich schenke mir selbst größere Aufmerksamkeit und bin nicht mehr so streng mit mir, was meine eigene Unvollkommenheit angeht.«

Hintergrundwissen zur sechsten Sitzung:
Für sich selbst sorgen

»Seit dem Training gönne ich mir mehr Ruhe und nehme mir öfter Zeit für mich. Ich bemerke auch früher, wann ich über meine Grenzen gehe. Ich bin zurückhaltender, wenn es darum geht, hundert Prozent zu geben, und wenn ich es tue, ist es eine bewusste Entscheidung.«

Das Gleichgewicht wiederherstellen

Meist fällt es uns leicht, uns um andere zu kümmern – für uns selbst zu sorgen, finden wir dagegen eher schwierig. Oft stellen wir uns nicht an die erste Stelle, wir stellen uns lieber hinten an. Meistens ist uns nicht einmal bewusst, dass alles und jeder vorgeht. Dabei ist es so wichtig, dass wir uns selbst nicht vergessen. Vielleicht haben wir Schwierigkeiten damit, weil es sich unnatürlich oder egoistisch anfühlt, wenn wir uns Aufmerksamkeit und Fürsorge schenken. In diesem Fall kann es hilfreich sein, wenn wir im Hinterkopf behalten, dass wir auch besser für andere sorgen können, wenn wir uns um uns selbst kümmern. Wir können besser für andere da sein, wenn wir voller Energie und ausgeglichen sind und nicht völlig erschöpft. Stellen Sie sich vor, im Flugzeug sinkt der Sauerstoffgehalt und die Atemmasken fallen herunter. Dann lautet die Anweisung der Stewardess, dass wir uns erst selbst die Sauerstoffmaske aufsetzen sollen, bevor wir anderen dabei helfen (zum Beispiel unserem Kind). Denn wenn wir selbst das Bewusstsein verlieren, können wir anderen nicht mehr helfen!

Eine Möglichkeit, gut für uns selbst zu sorgen, besteht darin, uns bewusst zu entscheiden, welchen Aktivitäten wir nachgehen. Aktivitäten lassen sich nämlich in aufbauende (sie erzeugen Glück, Energie, Wohlbefinden und Entspannung), ermüdende (sie kosten Energie) und solche Aktivitäten unterteilen, die beide Elemente in sich tragen oder neutral sind. Das Gleichgewicht zwischen aufbauenden und ermüdenden Aktivitäten ist entscheidend. Wenn wir mehr ermüdenden Aktivitäten nachgehen, dann ist dieses Gleichgewicht gestört und wir brauchen unsere Energie (allmählich) auf. In manchen Kulturen fragt der Arzt nicht: »Seit wann sind Sie so müde und traurig?«, sondern »Wann haben Sie aufgehört zu tanzen?«, um deutlich zu machen, wie wichtig aufbauende Aktivitäten in unserem Leben sind. Wenn dagegen die aufbauenden Aktivitäten überwiegen, dann haben wir einen Energieüberschuss, bauen einen Puffer auf und sind glücklicher. Dabei betrachten wir oft gerade diese essenziell wichtigen Aktivitäten, wie Hobbys, Sport, soziale Aktivitäten und Entspannung, als rein optional. Und meist sind dann diese Dinge das Erste, was wir streichen, wenn wir Stress haben. Das kann natürlich manchmal nötig sein, wichtig ist nur, dass wir das Gleichgewicht später wiederherstellen.

Es ist wichtig, ein Gleichgewicht zwischen aufbauenden und ermüdenden Aktivitäten herzustellen.

Die Negativspirale umdrehen

Wenn wir dies nicht tun, erzeugen wir eine Negativspirale: Wir führen dann ein Leben, das aus lauter Dingen besteht, die getan werden »müssen«, was viel Energie kostet, ohne dass wir neue Energie tanken. So verbrauchen wir unsere gesamte Energie und unser Glücksgefühl. Wir werden müde, reizbar und launisch, sodass wir immer weniger Elan haben, schöne Dinge zu tun. Eine Abwärtsspirale entsteht. Wenn wir aber auf die Suche nach Aktivitäten gehen, die uns aufbauen, und uns dafür Zeit und Raum nehmen, können wir das Gleichgewicht in unserem Leben wiederherstellen und die Negativspirale der Erschöpfung umkehren. Außerdem können wir natürlich versuchen, die ermüdenden Aktivitäten zu reduzieren. Allerdings spielt hierbei nicht nur eine Rolle, welchen Aktivitäten wir nachgehen, sondern auch auf welche Weise wir dies tun.

Seit ich (Esther de Bruin) mich mit Achtsamkeit beschäftige, renne ich keiner Bahn mehr hinterher. Ich pendele ein paar Mal in der Woche zwischen der Arbeitsstelle und meiner Wohnung, wobei ich ständig rennende Menschen sehe, die unbedingt den Zug noch erwischen wollen. Genau das habe ich auch immer gemacht, ohne wirklich darüber nachzudenken, denn ich wollte schließlich »so schnell wie möglich zu Hause sein«. Es fahren sicher acht Bahnen in der Stunde, trotzdem bin ich gerannt. Es verändert viel, wenn man der Bahn nicht mehr hinterherrennt. Inzwischen weiß ich noch nicht mal mehr, wann mein Zug fährt, wenn ich danach gefragt werde – die Abfahrtszeiten interessieren mich nicht mehr. Es kostet mich ab und zu – und oft auch nicht – ein paar Minuten, aber die Vorteile, die es mir bringt, wenn ich den Zug in aller Ruhe vor meiner Nase wegfahren lasse, sind weitaus größer: Ich sitze nicht gestresst, sondern in aller Ruhe im Zug, wo es viel mehr Sitzplätze gibt, da ja alle anderen in den vorigen Zug gestiegen sind, ich nutze die kurze Zugfahrt, um nach der Arbeit gemächlich

Aufbauende Aktivitäten helfen dabei, das Gleichgewicht in unserem Leben wiederherzustellen.

zu Hause ankommen zu können, um kurz etwas für mich selbst zu tun, sodass ich mich, wenn ich nach dem anstrengenden Arbeitstag wieder zu Hause bin, nicht mehr gehetzt fühle und meine Familie mit voller Aufmerksamkeit begrüßen kann.

Für ausreichend Ruhe sorgen

Neben einem Gleichgewicht bei unseren Aktivitäten und der Art, wie wir sie ausführen, ist Ruhe ein wichtiger Faktor. In der Gesellschaft geht es so sehr um Geschwindigkeit und ständiges Weitermachen, dass wir uns davon oft einfach mitreißen lassen. Ab und zu »nichts« zu tun, ist sehr gesund. Indem wir Ruhephasen bewusst einplanen, vielleicht sogar Zeit im Terminkalender dafür reservieren, schaffen wir uns diese Momente. Dieses »Nichtstun« kann ganz unterschiedlich aussehen: faulenzen, kurz schlafen, aus dem Fenster schauen, auf dem Sofa liegen, in der Sonne sitzen oder seinen Gedanken nachhängen. Ruhe wird unterschätzt und »Nichtstun« hat manchmal sogar einen negativen Beiklang, obwohl Ruhe eigentlich ein essenziell wichtiger Faktor zur Aufrechterhaltung unserer Produktivität und Kreativität ist. Nachdem wir uns angestrengt haben, brauchen wir Entspannung, um zurückschalten und wieder auftanken zu können. Wenn wir immer nur weiterrennen, also in zu hohem Tempo durch unser Leben hetzen, wird es umso schwieriger, herunterzuschalten.

Schlafen ist die ultimative Form der Ruhe. War der Schlaf früher noch heilig, so scheint gegenwärtig jeder danach zu streben, so wenig wie möglich zu schlafen (Huffington, 2016). Aber Schlaf ist so wichtig wie Sauerstoff, Wasser und Nahrung. Im Schlaf erholen wir uns. Für ausreichende und gute Nachtruhe zu sorgen, heißt, für uns selbst zu sorgen. Wir brauchen zwischen sieben und acht Stunden Schlaf pro Tag. Diese Zeit abzuknapsen, führt zu weiterem Stress, beeinträchtigt die Produktivität und verschlechtert die Gesundheit. Wenn wir tagsüber ständig rennen, sind wir nachts hellwach (weil wir versuchen, von einer hohen Geschwindigkeit auf kompletten Stillstand herunterzuschalten) oder wir werden nachts wach, weil unser Stresshormonspiegel zu hoch ist. Die Nächte sind der Spiegel unserer Tage. Es ist darum wichtig, darauf zu achten, schon während des Tages zurückzuschalten. Wir können wissenschaftlich nachweisen, dass es einen großen Unterschied macht, ob wir während eines Arbeitstages ständig weitermachen oder ab und zu eine Pause einlegen. Es kann unangenehm sein, die Arbeit zu unterbrechen, vor allem wenn es gerade gut läuft, aber es entscheidet darüber, wie wir den Arbeitstag bewältigen (und in den Abend und unser Privatleben hineingehen!).

Nachdem wir uns angestrengt haben, brauchen wir Entspannung.

Vitale Ernährung

Wir können mit den richtigen Aktivitäten und ausreichend Ruhe für uns selbst sorgen, aber auch durch gesunde Ernährung. Nahrung liefert uns Baustoffe und Energie, allerdings je nach Nahrungsmittel in unterschiedlicher Weise. Es ist also sinnvoll, darauf zu achten, was wir essen. Dabei können wir uns auf unsere Erfahrung verlassen: Wie fühle ich mich, nachdem ich dies oder jenes gegessen habe? Fühle ich mich besser oder schlechter? Habe ich mehr oder weniger Energie? Eine Einteilung der Nahrungsmittel in »vital« und »ungesund« kann dabei als Richtschnur dienen. Vitale Nahrungsmittel versorgen unseren Körper mit Baustoffen, nach dem Essen fühlen wir uns besser und voller Energie. Eine solche Ernährung führt zu größerer Vitalität. Ungesunde Nahrung enthält nur wenige Nährstoffe, spendet aber dennoch Energie. Wir erweisen unserem Körper damit keinen Dienst, denn es sind leere Kalorien. Nach deren Verzehr fühlen wir uns oft schlechter als vorher, sie wirken sich negativ auf Vitalität und Fitness aus. Einige Nahrungsmittel geben uns zunächst ein gutes Gefühl, entziehen uns aber auf längere Sicht Energie. So können Kaffee (Koffein), schwarzer Tee (Tein), Zucker, Salz, Fett und Alkohol uns vorübergehend wach machen. Allerdings verlieren wir so das Gefühl dafür, wie müde wir sind, und nehmen nicht wahr, dass wir eigentlich Ruhe brauchen. Außerdem fühlen wir uns nach diesen kurzfristigen Aufputschmitteln oft müder als vorher, es sind also trügerische Energielieferanten. Durch die Ernährung, Ruhepausen, die richtigen Aktivitäten und wie wir diese ausführen, sorgen wir für uns selbst – in dieser Woche werden wir uns damit beschäftigen, wie wir dies für uns am besten umsetzen können.

Es gibt Tage, an denen ich tröstende und ermutigende Worte auf mich herabregnen lasse wie fallende Blätter und mich daran erinnere, dass es genügt, wenn ich für mich selbst sorge.

BRIAN ANDREAS

Negative Gefühle wie Niedergeschlagenheit, Angst, Feindseligkeit, Gereiztheit, Scham und Schuldgefühle nehmen nach dem Mindful2Work-Training deutlich ab, und dieser Effekt bleibt bis zu einem halben Jahr danach in hohem Maße spürbar.

AUS DEN FORSCHUNGSBERICHTEN

Übungen für zu Hause
für die Wochen nach der sechsten Sitzung

Für sich selbst sorgen

Da es sich bei diesem sechsten Treffen um das letzte dieses Kurses handelt, sind die Aufgaben für die folgenden Wochen etwas anders gestaltet als bisher.

1. Übungen/Aufgaben

Wir möchten Sie bitten, sich für die kommenden sechs Wochen einen Mindful2Work-Plan zusammenzustellen und die »Aktivitäten-Waage« auszufüllen. Beides wurde in der sechsten Sitzung besprochen. Außerdem können Sie während der kommenden Wochen (in Absprache mit einem anderen Teilnehmer) weiterhin »Wetterbericht«- oder ».a«-Nachrichten verschicken und empfangen.

2. Weitere Tipps, um Achtsamkeit in Ihrem Leben zu kultivieren

Auf den folgenden Seiten finden Sie einige Vorschläge, wie Sie in den kommenden Wochen weiterhin achtsam bleiben können. Es sind Lesetipps, Achtsamkeits-Apps für das Smartphone und andere Tipps. Wir möchten Sie bitten, diese Tipps mit voller Aufmerksamkeit zu lesen.

Die Teilnehmer wurden gefragt: »Was hat sich für Sie bzw. was hat sich in Ihrem Leben durch das Mindful2Work-Training verändert?« Am häufigsten tauchten in den Antworten die folgenden Stichworte auf: bewusster (ich bin mir meines Verhaltens in Stresssituationen bewusster), ruhiger (ich fühle mich ruhiger), größere Selbstfürsorge (ich bin freundlicher zu mir selbst) und slow-down (ich bin zurückhaltender geworden, wenn es darum geht, hundert Prozent zu geben). Die Antworten auf diese Fragen fallen direkt nach dem Training, sechs Wochen und sechs Monate später ähnlich aus.

AUS DEN FORSCHUNGSBERICHTEN

3. Individueller Mindful2Work-Plan

In Ihrem Mindful2Work-Plan legen Sie für jeden Tag fest, was Sie in den nächsten sechs Wochen weiterhin üben möchten. Wir empfehlen Ihnen, hierbei sowohl bewusste aktive Bewegungsübungen, Yoga, Aspekte der Achtsamkeit und der Selbstfürsorge zu berücksichtigen (zum Beispiel auftanken und entspannen durch aufbauende Aktivitäten oder einen Ruhetag). Die Tabelle auf der nächsten Seite ist tageweise gestaltet. Sie können sich die Zeit natürlich auch anders einteilen oder einen Mindful2Work-Plan für einen längeren Zeitraum gestalten, so wie es weiter unten beschrieben wird. Wichtig ist nur, dass der Plan zu Ihnen passt, Sie ihn kopieren, ausdrucken oder dieses Übungsbuch irgendwo hinstellen, sodass Sie ihn regelmäßig sehen. Das erhöht die Wahrscheinlichkeit, dass Sie sich daran erinnern und auch tatsächlich weiterhin üben.

Die Schlafqualität verbesserte sich nach dem Mindful-2Work-Training für die Teilnehmer deutlich, im Vergleich zu der Zeit, die dem Training vorrausging.

AUS DEN FORSCHUNGSBERICHTEN

Wenn Sie sich einen Mindful2Work-Arbeitsplan zusammenstellen, sollten Sie sich außerdem fragen: *Was möchte ich weiterhin üben?, An welchen Tagen?, Zu welcher Uhrzeit?, In welchem Raum?, Zu Hause oder draußen?, Mit oder ohne Audiodateien?* Alles Fragen, die die Planung für Sie so konkret wie möglich machen sollen. Beispiele für aktive Bewegungsübungen und Yoga finden Sie hinten im Buch, Sie können natürlich auch eigene Übungen machen. Wählen Sie aus den folgenden Meditationen: Sitzmeditation mit Achtsamkeit auf den Atem, Bodyscan, Sitzmeditation mit Achtsamkeit auf Atem und Körper, Atemraum, Sitzmeditation mit Achtsamkeit auf Geräusche und Gedanken, Gehmeditation, Sitzmeditation mit Achtsamkeit auf eine schwierige Situation, Freundlichkeitsmeditation, Bergmeditation. Sie können dazu die Mindful2Work-Audiodateien einsetzen oder diese mit Stille-Meditationen oder anderen Audio-Dateien kombinieren.

Die Wahrscheinlichkeit, eine klinisch relevante Angststörung zu entwickeln, nimmt um 40 Prozent ab, verglichen mit der Zeit vor dem Mindful2Work-Training.

AUS DEN FORSCHUNGSBERICHTEN

Mein Mindful2Work-Plan

Tag	Welche Art der bewussten aktiven Bewegung, Yoga, Achtsamkeitsmeditation und der Selbstfürsorge wählen Sie?	
Montag	☐ Bewusste aktive Bewegung	
	☐ Yoga	
	☐ Meditation	
	☐ Selbstfürsorge	
Dienstag	☐ Bewusste aktive Bewegung	
	☐ Yoga	
	☐ Meditation	
	☐ Selbstfürsorge	
Mittwoch	☐ Bewusste aktive Bewegung	
	☐ Yoga	
	☐ Meditation	
	☐ Selbstfürsorge	
Donnerstag	☐ Bewusste aktive Bewegung	
	☐ Yoga	
	☐ Meditation	
	☐ Selbstfürsorge	

Tag	Welche Art der bewussten aktiven Bewegung, Yoga, Achtsamkeitsmeditation und der Selbstfürsorge wählen Sie?	
Freitag	☐ Bewusste aktive Bewegung	
	☐ Yoga	
	☐ Meditation	
	☐ Selbstfürsorge	
Samstag	☐ Bewusste aktive Bewegung	
	☐ Yoga	
	☐ Meditation	
	☐ Selbstfürsorge	
Sonntag	☐ Bewusste aktive Bewegung	
	☐ Yoga	
	☐ Meditation	
	☐ Selbstfürsorge	

Die Aktivitäten-Waage

Für diese Übung tragen Sie zehn bis 15 Aktivitäten an einem typischen Tag in die Tabelle ein. Geben Sie an, welche der Aktivitäten für Sie aufbauend (A), ermüdend (E) oder neutral/beides (A/E) sind. Das Aufgabenblatt kann Ihnen dabei helfen, herauszufinden, wie Sie das Gleichgewicht eventuell verbessern können.

Aktivitäten	A/E
1	
2	
3	
4	
5	
6	
7	
8	
9	
10	
11	
12	
13	
14	
15	

Gleichgewicht verbessern durch:

1. Mehr aufbauende Aktivitäten;
2. Aufbauende Aktivitäten bewusster ausführen
3. Weniger ermüdende Aktivitäten
4. Die ermüdenden Aktivitäten anders ausführen

Wie lassen sich diese Veränderungen in den Alltag einbauen?

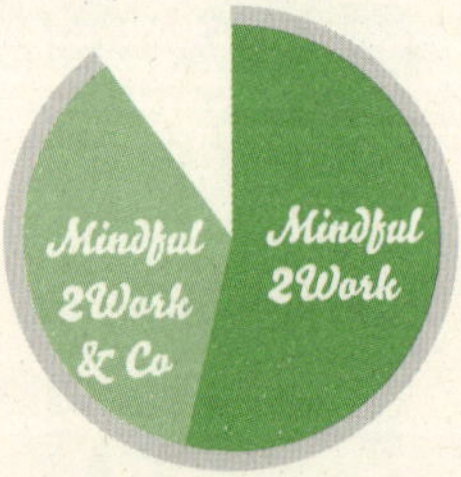

Die positiven Veränderungen werden von 90 Prozent der Teilnehmer dem Mindful2Work-Training zugeschrieben (55 Prozent schrieben die positiven Veränderungen ausschließlich dem Mindful2Work-Training zu, 35 Prozent dem Mindful2Work-Training und anderen Faktoren in ihrem Leben).

AUS DEN FORSCHUNGSBERICHTEN

Nach Beendigung des Trainings ist bei den Teilnehmern eine sehr deutliche Reduzierung der chronischen Müdigkeit zu erkennen, die nachhaltig spürbar bleibt: Sie ist noch sechs Wochen später wahrnehmbar und sechs Monate nach dem Training sogar noch deutlicher spürbar. Gleichzeitig nehmen Motivation, Energie und Aktivität sehr deutlich zu.

AUS DEN FORSCHUNGSBERICHTEN

Mindful2Work nach dem Training

Nachfolgend finden Sie Vorschläge, wie Sie nach Beendigung des Mindful2Work-Trainings auch weiterhin achtsame Elemente in Ihr Leben integrieren können.

Lese-Tipp

Williams, J.M.G. und Penman, D., *Das Achtsamkeitstraining: 20 Minuten täglich, die Ihr Leben verändern,* München: Goldmann, 2015.

Hier erfahren Sie mehr über Achtsamkeit, ihre theoretischen Hintergründe und Grundlagen. Es enthält ein achtwöchiges Trainingsprogramm und Audiodateien, mit denen Sie weiterüben können.

Apps für das Smartphone

Es gibt viele (kostenlose) Achtsamkeits- und Meditations-Apps für Ihr Smartphone mit den unterschiedlichsten Meditationen. Die zehn Apps auf der folgenden Seite können wir empfehlen. Sie können sie ausprobieren und schauen, was zu Ihnen passt.

Achtsamkeits- und Meditations-Apps

Mindfulness
Stop, Breathe & Think
Buddhify
Insight Timer
MindBell

Smiling Mind
Headspace
Calm
Meditation Pro Timer
7 Seconds Meditation

Weitere Tipps

- Wenn Sie auch weiterhin meditieren möchten, aber das alleine schwierig finden, können Sie überlegen, sich einer Meditationsgruppe anzuschließen oder selbst eine Gruppe zu gründen. So haben wir zum Beispiel bei der Entwicklung des Mindful2Work-Programms das sogenannte Mindful Mornings-Experiment ins Leben gerufen: Jeden Tag meditieren wir zu Arbeitsbeginn 20 Minuten gemeinsam mit Kollegen, die Interesse daran haben, in einem Raum der Stille.
- Wenn Sie weiterhin Yoga machen möchten, aber lieber in der Gruppe als alleine, dann finden sich auch hier ausreichend Angebote. Überlegen Sie genau, welche Form des Yoga zu Ihnen passt. Manche Yoga-Formen haben einen großen meditativen Anteil, manche eher einen kleineren.
- Wenn Sie weiterhin Sport machen möchten oder sich aktiv bewegen wollen, denken Sie immer an den bewussten Aspekt bei der Bewegung:

zum Beispiel, indem Sie während des Sports oder der aktiven Bewegung in Kontakt mit Ihrem Körper bleiben, mit Ihren Gefühlen, mit Ihren Grenzen usw.

- Vielleicht können Sie auch mit den anderen Teilnehmern des Mindful2Work-Trainings in Kontakt bleiben, zum Beispiel indem Sie eine WhatsApp-Gruppe erstellen und ab und zu ein ».a« verschicken.
- Sie können sich auch eine eigene Meditationsglocke definieren: zum Beispiel das Klingeln des Telefons, der Ton einer eintreffenden E-Mail, die streitenden Kinder, das Geschrei Ihres Babys, der Streit mit Ihrem Partner, eine schwierige Situation mit einem Kollegen. Sie können diese Situationen nutzen, um einmal achtsam zu atmen, Ihren Körper zu beobachten, Ihre Stimmung oder Gedanken zu betrachten und um die Geschwindigkeit zu reduzieren.
- Beim Aufwachen können Sie drei Mal achtsam ein- und ausatmen, bevor Sie aufstehen.
- Wenn sich Interaktionen zwischen Ihnen und einer anderen Person ankündigen, die Stress auslösen (z. B. bei der Arbeit), können Sie jedes Mal, wenn der Sprecher wechselt, achtsam ein- und ausatmen.
- Hören Sie anderen mit voller Aufmerksamkeit zu (achtsames Zuhören) und sprechen Sie mit voller Aufmerksamkeit mit anderen (achtsames Sprechen).
- Wir gehen jeden Tag, vielleicht können Sie während des Gehens bei der Arbeit versuchen, einen Augenblick lang achtsam zu sein. Sie können dabei auf Ihren Atem achten, auf körperliche Wahrnehmungen, Gedanken, Gefühle: »Was nehmen Sie an Ihrem Körper wahr?«, »Welche Gedanken und Gefühle gehen Ihnen durch den Kopf?«, »Sind Sie bereit, wirklich anwesend zu sein?«
- Fragen Sie sich selbst mit einem neugierigen, offenen Blick: »Was ist das?«, wenn eine neue Situation mit Ihrem Partner, Ihrem Kind oder

während Ihrer Arbeit entsteht. So öffnen Sie sich gegenüber der Situation, Ihren eigenen Bedürfnissen und denen der anderen.

- Wenn Sie von Stress oder starken Emotionen überwältigt werden, richten Sie Ihre Aufmerksamkeit auf den Körper: »Was fühlen Sie?«, »Und wo fühlen Sie es?«. Indem Sie dies wahrnehmen, gelangen Sie wieder zur Erfahrung des gegenwärtigen Moments zurück.
- Wie atmen Sie, wenn Sie im Verkehr warten müssen, vor der Kasse, im Supermarkt, im Zug oder anderswo? Können Sie Ihren Ärger darüber, dass Sie warten müssen, umwandeln in eine Möglichkeit, das Tempo herauszunehmen und Ihr Bewusstsein wieder auf den gegenwärtigen Moment zu richten?
- Sind Sie jemand, der immer sofort ans Telefon geht? Jemand, der sofort auf WhatsApp reagiert? Jemand, der auch abends ständig für geschäftliche E-Mails erreichbar ist? Vielleicht können Sie dies zu einer bewussten Entscheidung machen: Ist es wirklich nötig, auf ein geschäftliches Telefonat an einem Tag zu reagieren, an dem Sie nicht arbeiten? Verdient jede WhatsApp-Nachricht eine sofortige Reaktion? Ist es wirklich nötig, dass Sie (jeden Tag) abends vor dem Schlafengehen noch Ihre (geschäftlichen) Mails checken? Oder wäre auch etwas anderes möglich? Können manche Reaktionen nicht auch warten, damit Sie ein wenig zur Ruhe kommen?

Folgende Effekte des Mindful2Work-Trainings werden von den Teilnehmern genannt: besserer Schlaf, ruhiger werden, positiver werden, sich der eigenen Gefühle stärker bewusst werden, Dinge besser loslassen können, weniger gestresst sein, freundlicher zu sich selbst sein, mehr Energie haben, weniger an Gefühle und Gedanken gebunden sein, die kleinen Dinge mehr genießen können, mehr freie Zeit für sich selbst einräumen können, besser in der Lage, die eigenen Grenzen zu spüren und nicht über sie hinwegzugehen.

AUS DEN FORSCHUNGSBERICHTEN

- Führen Sie ab und zu alltägliche Routine-Tätigkeiten achtsam aus: die Wäsche mit voller Aufmerksamkeit aufhängen, die Zähne mit voller Aufmerksamkeit putzen, mit voller Aufmerksamkeit duschen, Ihr Kind mit voller Aufmerksamkeit füttern, Ihren Partner mit voller Aufmerksamkeit begrüßen, wenn er/sie nach Hause kommt, Ihr Kind mit voller Aufmerksamkeit von der Schule abholen usw. Vielleicht können Sie damit experimentieren, dies jeden Tag ein wenig öfter zu tun, aber fangen Sie zunächst mit nur einer Tätigkeit an. So kann Achtsamkeit zu einem festen Bestandteil in Ihrem Leben werden.
- Auch wenn sich das schwierig anhört, möchten wir Sie bitten, jeden Tag etwas früher (10–15 Minuten) aufzustehen, um ein wenig zu meditieren, Yoga zu machen und/oder sich aktiv und bewusst zu bewegen. Wie gefällt es Ihnen?
- Haben Sie schon mal eine Liste gemacht, in der Sie festhalten, was sich durch Achtsamkeit für Sie verbessert hat? Sie können auch Ihre Kinder, Partner, Freunde oder Familienmitglieder fragen, welche Veränderungen

sie an Ihnen bemerkt haben, seit Sie sich mit Achtsamkeit (und/oder Yoga und/oder aktiver bewusster Bewegung) beschäftigen. Es kann hilfreich sein, diese Liste neben Ihr Bett zu legen und sie noch einmal durchzulesen, wenn Sie merken, dass Ihre Motivation nachlässt – wenn nötig jeden Tag!

- Vergessen Sie nicht, dass es nie zu spät ist, Ihre Absichten zu erneuern, Achtsamkeit zu üben und weiterzuentwickeln, egal wie wenig Sie bisher geübt haben. Sie können mit jedem nächsten Atemzug wieder neu beginnen.

Notizen zu Woche 6

Für sich selbst sorgen

Hier können Sie sich Notizen zu den Bewegungs- und Yoga-Übungen, Meditationen oder zu Ihren Übungen für zu Hause für diese Woche machen.

Die geistige Leistungsfähigkeit nimmt deutlich zu: Die Teilnehmer geben an, dass sich die Leistungsfähigkeit (auf einer Bewertungsskala von 10 (hervorragend) bis 1 (sehr schlecht)) durchgehend steigert von »unbefriedigend« vor dem Mindful2Work-Training (Bewertung: 4,9) zu »mehr als befriedigend« sechs Monate später (Bewertung: 7)

AUS DEN FORSCHUNGSBERICHTEN

Abschlusstreffen

Auf eigenen Beinen stehen

»Ich versuche jeden Abend vor dem Schlafengehen ein paar Yoga-Übungen zu machen und zu meditieren. Und obwohl ich noch auf der Suche nach dem richtigen Gleichgewicht bin, ist Mindful-2Work für mich ein Way of Life geworden.«

Übungen für zu Hause
für die Wochen nach dem Abschlusstreffen
Auf eigenen Beinen stehen

Das Mindful2Work-Training ist inzwischen beendet. Im Abschlusstreffen wurde unter anderem darüber gesprochen, wie man sich einen individuellen Mindful2Work-Plan für die kommenden sechs Monate zusammenstellen kann, sodass aktive Bewegung, Yoga und Achtsamkeit auf längere Sicht in den Alltag eingebettet bleiben. Wir empfehlen, den Mindful2Work-Plan auszudrucken und zur Erinnerung irgendwo gut sichtbar aufzuhängen, sodass er als Erinnerung dienen kann. Für die aktive Bewegung und Yoga können Sie auf die Anleitungen im Buch zurückgreifen. Als Achtsamkeitsübungen bietet sich Folgendes an: Sitzmeditation mit Achtsamkeit auf den Atem, Bodyscan, Sitzmeditation mit Achtsamkeit auf Atem und Körper, Atemraum, Sitzmeditation mit Achtsamkeit auf Geräusche und Gedanken, Gehmeditation, Sitzmeditation mit Achtsamkeit auf eine schwierige Situation, Freundlichkeitsmeditation, Bergmeditation. Alle Meditationen stehen als Audiodateien begleitend zum Mindful2Work-Programm zur Verfügung, aber es gibt hier natürlich auch viele andere Varianten, wenn Sie nach Abwechslung suchen.

Anbei ein Beispiel für einen Mindful2Work-Plan für einen längeren Zeitraum:

Die drei wichtigsten Elemente des Mindful2Work-Trainings, die ich üben möchte	
Welche Übung?	Wie, wann, wie lange, mit wem oder wo?
1. Drei Mal pro Woche aktiv bewegen	Montagabends (eine Stunde) Mountainbike fahren mit einer Freundin (70 Prozent Intensität), Mittwochmorgens Tennis spielen (eine Stunde), einmal pro Woche joggen (Dauer und Geschwindigkeit in Abhängigkeit davon, was mein Körper in diesem Moment vorgibt).
2. Täglich ein paar Yoga-Übungen	Jeden Morgen nach dem Aufstehen einen Sonnengruß (5 Minuten), jeden Tag während der Arbeit am Computer Schultern und Nacken lockern (jeweils 1 Minute).
3. Tägliche Achtsamkeitsübungen	Täglich informelle Achtsamkeit während der Fahrradfahrt zum Bahnhof, beim Zusammensein mit meinen Kindern, bei der Besprechung mit Kollegen, im Umgang mit der Arbeitsbelastung und Deadlines. Außerdem jeden Tag in der Arbeit morgens mit Kollegen meditieren (20 Minuten), und ab und zu, wenn ich nicht arbeite (nicht täglich), eine formelle Sitzmeditation zu Hause, abwechselnd mit Stille-Meditationen und angeleiteten Audiomeditationen von verschiedenen Audiodateien. Und schließlich in zufälligen Momenten meinem ».a-Kollegen« eine ».a-Nachricht« schicken.

Literatur

American Psychological Association, *Stress in America – Missing the health care connection*, 2013, auf: https://www.apa.org/news/press/releases/stress/2012/full-report.pdf

Andreas, B., *Story People,* Berkeley, CA: West Coast Print Center, 1997.

Bögels, S. M., Restifo, K., *Mindful parenting: Achtsamkeit und Selbstfürsorge für Eltern, das Manual für ein 8-Wochen-Programm*, Freiburg: Arbor Verlag, 2014 (orig. dies., *Mindful ouderschap: een praktische gids voor hulpverleners.* Amsterdam: Lannoo Campus, 2013.

Borkovec, T.D., Shadick, R.N., Hopkins, M., *The nature of normal and pathological worry*, in: Rapee, R.M., Barlow. D. h. (Hrsg.), *Chronic anxiety: Generalized anxiety disorder and mixed anxiety depression,* New York: Guilford Press, 1991, 29–51.

Center for Disease Control and Prevention (CDC), *Physical Activity and Health*, (2015), auf: https://www.cdc.gov/physicalactivity/

Chu, A.H.Y., Koh, D., Moy, F.M., Müller-Riemenschneider, F., *In-depth review: Do workplace physical activity interventions improve mental health outcomes?*, Occupational Medicine 64 (2014), 235–245.

Clark, B., *Das große Yin-Yoga-Buch*, Stuttgart: Trias, 2018 (orig. ders., *The complete guide to Yin Yoga. The philosophy and practice of Yin Yoga,* Oregon: White Cloud Press, 2012).

Conn, V.S., *Depressive symptom outcomes of physical activity interventions: Meta-analysis findings,* Annals of Behavioral Medicine 39 (2010a), 128–138.

Conn, V.S., *Anxiety outcomes after physical activity interventions: Meta-analysis findings,* Nursing Research 59 (2010b), 224–231.

Cooney, G.M., Dwan, K., Greig, C.A., Lawlor, D.A., Rimer, J., Waugh, F.R. u. a., *Exercise for depression.* Cochrane Database of Systematic Reviews 9 (2013), DOI: 10.1002/14651858.

Cramer, H., Lauche, R., Haller, H., Dobos, G., *A systematic review and meta-analysis of yoga for low back pain*, Clinical Journal of Pain 29 (2013), 450–460.

Cramer, H., Lauche, R., Haller, H., Steckhan, N., Michalsen, A., Dobos, G., *Effects of yoga on cardiovascular disease risk factors: A systematic review and meta-analysis*, International Journal of Cardiology 173 (2014), 170–183.

Dewulf, D., *De mindful box: 7 inzichten voor je levenswerk*, Utrecht: Kosmos Uitgevers, 2010.

European Agency for Safety and Health at Work, *OSH in figures: Stress at work – facts and figures*, 2014, auf: https://osha.europa.eu/en.

Gard, T., Brach, N., Hölzel, B.K., Noggle, J.J., Coboy, L.A., Lazar, S.W., *Effects of yoga-based intervention for young adults on quality of life and perceived stress: The potential mediating roles of mindfulness and self-compassion,* The Journal of Positive Psychology 7 (2012), 165–175.

Germer, C., *Der achtsame Weg zum Selbstmitgefühl: Wie man sich von destruktiven Gedanken und Gefühlen befreit,* Freiburg: Arbor Verlag, 2015

Gotink, R.A., Chu, P., Busschbach, J.J.V., Benson, H., Fricchione, G.L., Hunink, M.G.M., *Standardised mindfulness-based interventions in healthcare: An overview of systematic reviews and metaanalyses of randomized controlled trials,* PLoS ONE 10 (2015), 1–17.

Goudswaard, A., *Wat u moet weten over flexwerkers en stress. Monitoring van de Arbeidssituatie*, TNO, 2017, auf: https://www.tno.nl/media/9004/tno_factsheet_wat_u_moet_weten_over_flex-werkers_en_stress.pdf.

Granath, J., Ingvarsson, S., Von Thiele, U., Lundberg, U., *Stress management: A randomized study of cognitive behavioural therapy and yoga,* Cognitive Behaviour Therapy 35 (2006), 3–10.

Hammen, C., *Stress and depression*, Annual Review of Clinical Psychology 1 (2004), 293–319.

Hanh, T.N., *Friede mit jedem Atemzug: ein Übungsbuch*, München: Goldmann, 2012 (orig. ders., *Peace is every step: The path of mindfulness in everyday life,* New York: Bantam Books, 1991).

Hanson, J., *Relax and renew: Restful yoga for stressful times*, Berkeley, CA: Rodmell Press, 2011.

Hassmén, P., Koivula, N., Uutela, A., *Physical exercise and psychological wellbeing: A population study in Finland*, Preventive medicine 30 (2000), 17–25.

Hofmann, S.G., Sawyer, A.T., Witt, A.A., Oh, D., *The effect of mindfulness-based therapy on anxiety and depression: A meta-analytic review*, Journal of Consulting and Clinical Psychology 78 (2010), 169–183.

Huffington, A., *Die Schlaf-Revolution: So ändern Sie Nacht für Nacht Ihr Leben*, Kulmbach: Plassen Verlag, 2016.

Josefsson, T., Lindwall, M., Archer, T., *Physical exercise intervention in depressive disorders: Meta-analysis and systematic review,* Scandinavian Journal of Medicine & Science in Sports 24 (2014), 259–272.

Kabat-Zinn, J., *Gesund durch Meditation: das große Buch der Selbstheilung mit MBSR*, München: Knaur, 2013 (orig. ders., *Full catastrophe living, revised edition: How to cope with stress, pain and illness using mindfulness meditation*. New York: Dell Publishing, 2013).

Kabat-Zinn, J., *Mindfulness-based interventions in context: Past, present, and future*, Clinical Psychology: Science and Practice 10 (2003), 144–156.

Kafka, F., *Die Zürauer Aphorismen*, Frankfurt am Main: Suhrkamp, 2006.

Kalia, M., *Assessing the economic impact of stress-the modern day hidden epidemic*, Metabolism, Clinical and Experimental 51 (2002), 49–53.

Khoury, B., Lecomte, T., Fortin, G., Masse, M., Therien, P., Bouchard, V. u. a., *Mindfulness-based therapy: A comprehensive meta-analysis*, Clinical Psychology Review 33 (2013), 763–771.

Leone, S.S., Wessely, S., Huibers, M.J.H., Knottnerus, J.A., Kant, I., *Two sides of the same coin? On the history and phenomenology of chronic fatigue and Burn-out*, Psychology & Health 26 (2011), 449–464.

Li, A.W., Goldsmith, C.A.W., *The effects of yoga on anxiety and stress*, Alternative Medicine Review 17 (2012), 21–35.

Lupien, S.J., Maheu, F.,Tu, M., Fiocco, A., Schramek, T.E., *The effects of stress and stress hormones on human cognition: Implications for the field of brain and cognition*, Brain and Cognition 65 (2007), 209–237.

Maex, E., *Mindfulness – gelebte Achtsamkeit: Das 8-Wochen-Übungsprogramm*, Stuttgart: Junfermann 2018 (orig. ders., *Mindfulness. In de maalstroom van je leven*, Houten: Lannoo, 2006)

National Institute for Health and Care Excellence, *Treating depression in adults: Information for the public*, [CG90], 2009, auf:

Piet, J., Hougaard, E., *The effect of Mindfulness-Based Cognitive Therapy for prevention of relapse in recurrent major depressive disorder: A systematic review and meta-analysis*, Clinical Psychology Review 31 (2011), 1032–1040.

Rosch, P.J., *The quandary of job stress compensation*, Health and Stress 3 (2001), 1–4.

Sadeh, A., Keinan, G., Daon, K., *Effects of stress on sleep: The moderating role of coping style*, Health Psychology: Official Journal of the Division of Health Psychology 23 (2004), 542–545.

Schneiderman, N., Ironson, G., Siegel, S.D., *Stress and health: Psychological, behavioral, and biological determinants*, Annual Review of Clinical Psychology 1 (2005), 607–628.

Spijker, J., Bockting, C.L.H., Meeuwissen, J.A.C., van Vliet, I.M., Emmelkamp, P.M.G., Hermens, M.L.M. u. a.), *Multidisciplinaire richtlijn depressie. Richtlijn voor de diagnostiek, behandeling en begeleiding van volwassen patiënten met een depressieve stoornis*, Utrecht: Trimbos-instituut, 2013 (3. Auflage).

Stansfeld, S., Candy, B., *Psychosocial work environment and mental health – a meta analytic review*, Scandinavian Journal of Work, Environment & Health 32 (2006), 443–462.

Stathopoulous, G., Powers, M.B., Berry, A.C., Smits, J.A.J., Otto, M.W., *Exercise interventions for mental health: A quantitative and qualitative review,* Clinical Psychology: Science and Practice 13 (2006), 179–193.

Stonerock, G.L., Hoffman, B.M., Smith, P.J., Blumenthal, J.A., *Exercise as treatment for anxiety: Systematic review and analysis,* Annals of Behavioral Medicine 49 (2015), 542–556.

Van der Ploeg, K., Van der Pal, S., De Vroome, E., Van den Bossche, S., *De kosten van ziekteverzuim voor werkgevers in Nederland,* TNO. Ministerie van Sociale Zaken en Werkgelegenheid, 2014. auf: http://www.monitorarbeid.tno.nl/publicaties/kosten-van-ziektever-zuim-voor-werkgevers-in-nederland.

Vøllestad, J., Nielsen, M.B., Nielsen, G.H., *Mindfulness- and acceptance-based interventions for anxiety disorders: A systematic review and meta-analysis,* British Journal of Clinical Psychology 51 (2011), 239–260.

Währborg, P., Petersson, I.F., Grahn, P., *Nature-assisted rehabilitation for reactions to severe stress and/or depression in a rehabilitation garden: Long-term follow-up including comparisons with a matched population-based reference cohort,* Journal of Rehabilitation Medicine 46 (2014), 271–276.

Webster, L., *The effectiveness of physical activity as an intervention in the treatment of depression: A systematic review,* Journal of Applied Psychology and Social Sciences 1 (2015), 28–40.

Williams, M., Penman, D., *Das Achtsamkeitstraining: 20 Minuten täglich, die Ihr Leben verändern,* München: Goldmann, 2015 (orig. ders., *Mindfulness: A practical guide to finding peace in a frantic world.* London: Piatkus, 2011).

Wolever, R.Q., Bobinet, K.J., McCabe, K., Mackenzie, E.R., Fekete, E., Kusnick, C.A. u. a., *Effective and viable mind-body stress reduction in the workplace: A randomized controlled trial,* Journal of Occupational Health Psychology 17 (2012), 246.

Ressourcen

Teile aus diesem Arbeitsbuch basieren auf dem Buch von Susan Bögels, und Kathleen Restifo, *Mindful parenting: Achtsamkeit und Selbstfürsorge für Eltern, das Manual für ein 8-Wochen-Programm*, Freiburg: Arbor Verlag, 2014. Außerdem hat uns die Arbeit einiger großer Lehrmeister inspiriert, Pioniere und Klassiker der Achtsamkeitsforschung, darunter: Trish Bartley, David Dewulf, Christopher Germer, Jon Kabat-Zinn, Edel Maex, Zindel Segal, Nirbhay Singh, John Teasdale und Mark Williams.

Bartley, T., *Mindfulness-Based Cognitive Therapy for cancer: Gently turning towards*, New Jersey: Wiley-Blackwell, 2012.

Dewulf, D., *De mindful box: 7 inzichten voor je levenswerk*, Utrecht: Kosmos Uitgevers, 2010.

Germer, C., *Der achtsame Weg zum Selbstmitgefühl: Wie man sich von destruktiven Gedanken und Gefühlen befreit*, Freiburg: Arbor Verlag, 2015.

Kabat-Zinn, J., *Gesund durch Meditation: das große Buch der Selbstheilung mit MBSR*, München: Knaur, 2013.

Maex, E., *Mindfulness – gelebte Achtsamkeit. Das 8-Wochen-Übungsprogramm*, Stuttgart: Junfermann, 2018

Segal, Z.V., Williams, J.M.G., Teasdale, J.D., *Die achtsamkeitsbasierte kognitive Therapie der Depression: ein neuer Ansatz zur Rückfallprävention*, Tübingen: Dgvt-Verl., 2008.

Shonin, E., Van Gordon, W., Singh, N.N., *Buddhist foundations of mindfulness*. Basel: Springer International Publishing, 2015.

Williams, M., Penman, D., *Das Achtsamkeitstraining: 20 Minuten täglich, die Ihr Leben verändern*, München: Goldmann, 2015.

Fotografien

Die Fotografien zu den Yoga- und aktiven bewussten Bewegungseinheiten in diesem Arbeitsbuch stammen von Anne Formsma und Sanne van Berge. Diese Fotografien dürfen ohne vorherige schriftliche Genehmigung der Autorinnen nicht vervielfältigt oder verwendet werden.

Audiodateien

Die Audiodateien zu den unten aufgeführten Meditationen stehen auf *www.arbor-online-center.de/deBruin_Mindful2Work* zum Download bereit.* Dabei handelt es sich um die folgenden Audiodateien:

1. Sitzmeditation mit Achtsamkeit auf den Atem
2. Bodyscan
3. Sitzmeditation mit Achtsamkeit auf Atem und Körper
4. Atemraum
5. Sitzmeditation mit Achtsamkeit auf Geräusche und Gedanken
6. Gehmeditation
7. Sitzmeditation mit Achtsamkeit auf eine schwierige Situation
8. Freundlichkeitsmeditation
9. Bergmeditation

---

* **Nutzungsbedingungen.** Die Herausgeber gewähren den jeweiligen Käufern dieses Buches das nicht übertragbare Recht, die zu diesem Buch gehörigen Audiodateien herunterzuladen und abzuspielen. Diese Lizenz gilt ausschließlich zum persönlichen Gebrauch und nur für die Käufer dieses Buches. Diese Lizenz enthält nicht das Recht, das Material als Text oder Audiodatei zum Zwecke des Weiterverkaufs, der Verbreitung oder zu jedem anderen Zweck zu vervielfältigen (in Form von Büchern, Broschüren, Artikeln, Video- oder Audiodateien, Blogs, Webseiten, Texten im Intranet, Filesharing, Handouts und Charts für Lesungen oder Workshops). Für eine Vervielfältigung zu diesen oder anderen Zwecken muss eine schriftliche Genehmigung des Arbor Verlags vorliegen.

Zitate der Teilnehmer

Im vorliegenden Buch finden sich Zitate von ehemaligen Teilnehmern am Training. Sie werden selbstverständlich anonym wiedergegeben. Die Teilnehmer haben dem zugestimmt, wofür wir ihnen sehr dankbar sind.

Forschungsergebnisse

An einigen Stellen in diesem Buch finden sich kurze Verweise auf Ergebnisse aus der wissenschaftlichen Forschung. Genaueres ist nachzulesen in den unten stehenden wissenschaftlichen Artikeln. Manche sind bereits in nationalen und internationalen Zeitschriften erschienen, andere erscheinen voraussichtlich in Zukunft in vergleichbaren Organen. Die Artikel sind entweder bei den Autoren einzusehen oder online frei verfügbar (Open Access).

De Bruin, E.I., Valentin, S., Baartmans, J.M.D., Bögels, S.M. (eingereicht), *Mindful2Work, the next steps: Addition of a wait-list control measurement and qualitative interviews with participants.*

De Bruin, E.I., Formsma, A.R., Frijstein, G., Bögels, S.M., *Mindful-2Work: Effects of combined physical exercise, yoga, and mindfulness meditations for stress relieve in employees. A proof of concept study*, Mindfulness 1 (2016), 1–14.

De Bruin, E.I., Formsma, A.R, Sars, D., Frijstein, F., Bögels, S.M., *Mindful2Work: Een nieuw veelbelovend programma met actief bewegen, yoga en mindfulness om werkgerelateerde stressklachten te bestrijden*, Tijdschrift voor Bedrijfs- en Verzekeringsgeneeskunde 25 (2017), 99–103.

De Bruin, E.I., Valentin, S., Bögels, S.M. (in Vorbereitung), *Statistical mediators mirror people's voices: Working mechanisms (top-down and bottom-up) of Mindful2Work on chronic fatigue and perceived stress.*

Über die Autorinnen

Esther de Bruin

Esther de Bruin ist Psychologin (GZ-psycholoog) und Achtsamkeitstrainerin. Sie arbeitet als Professorin an der Pädagogischen Fakultät der Universität Amsterdam, Abteilung für Schulpädagogik und Lehrerausbildung (POWL). Ihr Studium der Klinischen Psychobiologie und Neuropsychologie schloss sie cum laude an der Universität Amsterdam ab. Anschließend war sie am Rotterdamer Erasmus MC-Sophia Kinderkrankenhaus in der Kinder- und Jugendpsychiatrie tätig. Ihre Dissertation beschäftigt sich mit Kindern mit einer Autismus-Spektrum-Störung und psychotischen Denkstörungen. Ihre psychologische Ausbildung absolvierte sie an der RINO in Leiden. Inzwischen forscht Esther de Bruin vor allem im Bereich der Entwicklung und Auswertung achtsamkeitsbasierter Programme für unterschiedliche Gruppen, wie zum Beispiel für Kinder mit Autismus-Spektrum-Störungen und ADHS sowie deren Eltern, schwangere Frauen mit Stress- und Angstsymptomen und deren Partner sowie für Arbeitnehmer*innen mit Stresssymptomen, die am Mindful2Work-Training teilnehmen. Sie gehört der Redaktionsleitung der internationalen wissenschaftlichen Zeitschrift *Mindfulness* an. Außerdem ist sie Dozentin in der nationalen und internationalen Trainerausbildung für verschiedene achtsamkeitsbasierte Programme bei UvA minds. Esther de Bruin hat ihre eigene Achtsamkeits-Ausbildung und Retreats unter anderem an folgenden Einrichtungen absolviert: Centrum voor Mindfulness (Amsterdam), Joshua Tree Retreat Center (Los Angeles, USA), Ohui Silent Meditation and Yoga Retreat (Opoutere, Neuseeland), UvA minds You. Ihre Forschungsarbeiten haben eine Brückenfunktion zwischen Wissenschaft und Praxis.

Anne Formsma

Anne Formsma ist Sonderpädagogin, Achtsamkeits- und Yoga-Trainerin. Sie studierte Sonderpädagogik und Betriebswirtschaft an der Universität Amsterdam und schloss mit dem Master ab. Anne Formsma betreibt MindfulWorks, eine Praxis für Achtsamkeitstraining und Coaching und führt vor allem Achtsamkeitstrainings durch. Ihre Ausbildung zur MYmind-Achtsamkeitstrainerin für Kinder und Jugendliche und zur MindfulParenting-Trainerin für Eltern hat sie bei UvA minds You in Amsterdam absolviert, ihre Ausbildung zur Yogalehrerin bei Delight Yoga, Amsterdam. Am Center for Mindfulness der University of Massachusetts wurde Anne Formsma als Achtsamkeitstrainerin für Erwachsene mit stressbedingten Symptomen ausgebildet. Bei SeeTrue erwarb sie den Status Mindfulnesstrainerin VMBN der Kategorie 1. Neben Trainings gibt Anne auch Workshops und unterrichtet an der Uni. Sie ist Dozentin für verschiedene achtsamkeitsbasierte Trainings im Rahmen von nationalen und internationalen Trainerausbildungen bei UvA minds You.

Susan Bögels

Susan Bögels ist Psychotherapeutin, Achtsamkeitstrainerin und Professorin für Entwicklungspsychopathologie an der Universität Amsterdam. Außerdem ist sie die Initiatorin und Direktorin des universitären Forschungs- und Therapiezentrums UvA minds und (Mit-)direktorin des universitären Trainingszentrum UvA minds You. Sie beschäftigt sich besonders mit kognitiver Verhaltenstherapie, Familientherapie und Achtsamkeit. Ihre wichtigsten Forschungsgebiete sind die generationsübergreifende Übertragung von Psychopathologien, die kognitive Verhaltenstherapie für Kinder mit Angststörungen, die Rolle des Vaters, Mindful Parenting und Achtsamkeit bei Kindern und Jugendlichen. Sie hat auf internationaler Ebene zahlreiche Artikel über Achtsamkeit veröffentlicht, ist Mitherausgeberin der internationalen wissenschaftlichen Zeitschrift *Mindful-*

ness, Autorin von *Elternsein. Die ganze Katastrophe* und zusammen mit Kathleen Restifo Autorin des Buches *Mindful parenting: Achtsamkeit und Selbstfürsorge für Eltern, das Manual für ein 8-Wochen-Programm*. Sie war Mitglied der DSM-5 Anxiety Disorder Workgroup der American Association of Psychiatry. Susan gibt achtsamkeitsbasierte Trainings für Kinder, Jugendliche und Eltern bei UvA minds You. Daneben ist sie Leiterin der nationalen und internationalen Trainerausbildung zum Mindful Parenting Trainer und MYmind-Achtsamkeitstrainerin für Kinder bei UvA minds You. Mark Williams und Nirbhay Singh sind für sie wichtige Lehrmeister der Achtsamkeitsforschung.

Anhang

Die Mindful2Work-Bewegungsübungen

Diese Bewegungsübungen gliedern sich jeweils in drei Phasen: eine Aufwärmphase, die Kernübungen und eine Cool-down-Phase, die hier kurz erläutert werden sollen.

Aufwärmphase (5 Minuten)

Aufwärmphase bewusstes aktives Bewegen

Wählen Sie die Intensität der Aufwärmphase so, dass Sie Ihren Bedürfnissen entspricht: Sie können flott gehen, locker joggen oder laufen. Wir möchten Sie bitten, dies – sowie auch alle späteren Übungen – mit maximal 70 Prozent der Intensität auszuführen, zu der Sie in der Lage sind. So können Sie zum Beispiel, wenn Sie eine (kleine) Runde durch den Park laufen wollen, kurz die Augen schließen und Ihre Aufmerksamkeit nach innen richten, um kurz zu spüren, wie es Ihnen geht: »Wie fühle ich mich?« »Wie ist mein Herzschlag?« »Was spüre ich in meinem Körper? An der Atmung?« Dann können Sie bewusst einige Male tief in den Bauch ein- und ausatmen. Laufen Sie anschließend Ihre Runde durch den Park und fahren Sie dann mit den Kernübungen fort.

Kernübungen (5 Minuten)

Auf der Stelle laufen und boxen

→ SO GEHT'S

- Laufen Sie auf der Stelle.
- Boxen Sie mit den Fäusten auf der Höhe der Taille und oberhalb der Schulter in die Luft. Die Ellenbogen werden dabei in einem 90-Grad-Winkel gehalten.
- Zählen Sie von 10 bis 0 herunter: 10 – 9 – 8 – 7 – 6 – 5 – 4 – 3 – 2 – 1 – 0.

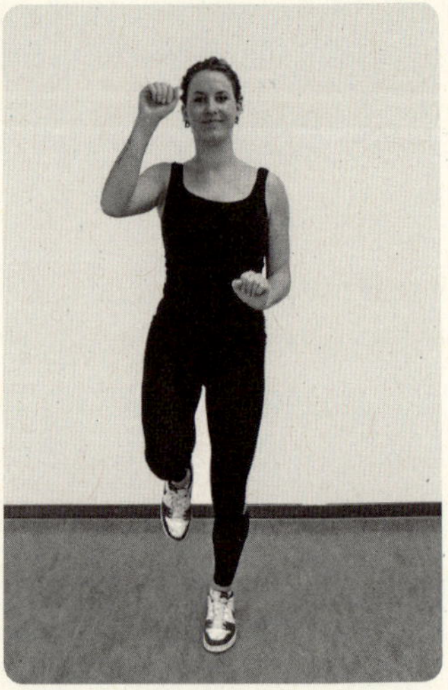

→ VARIANTEN

- Wenn Laufen körperlich zu belastend ist, können Sie auch vorsichtig auf der Stelle gehen oder stehen bleiben.
- Wenn das Boxen körperlich zu belastend ist, können Sie die Boxbewegungen auch auf einer anderen Höhe ausführen oder sie ganz weglassen.

Fersen zum Po

→ SO GEHT'S

- Laufen Sie auf der Stelle, die Fersen gehen Richtung Po.
- Die Hände können dabei mit dem Handrücken auf den Po gelegt werden.
- Zählen Sie von 10 bis 0 herunter: 10 – 9 – 8 – 7 – 6 – 5 – 4 – 3 – 2 – 1 – 0.

→ VARIANTEN

- Wenn es körperlich zu belastend ist, die Fersen Richtung Po zu bringen, können Sie auch einfach nur auf der Stelle laufen.

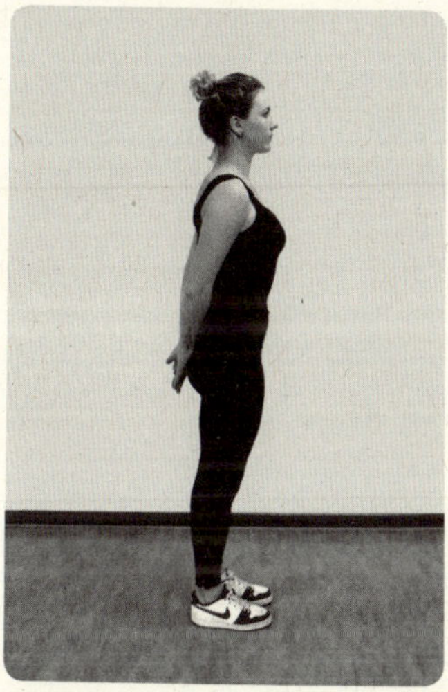

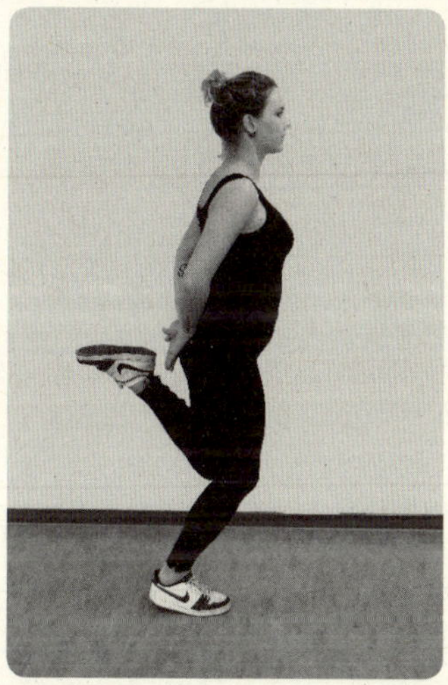

Mühle

→ SO GEHT'S

- Die Füße stehen mehr als hüftbreit auseinander, die Knie sollen sich dabei nicht berühren.
- Beugen Sie sich mit geradem Rücken vornüber (der Rücken sollte während der gesamten Übung gerade bleiben).
- Bringen Sie abwechselnd den linken und den rechten Arm zum gegenüberliegenden Fuß.
- Während der eine Arm Richtung Fuß geht, wird der andere Arm nach oben gestreckt.
- Die Beine bleiben ruhig, die Bewegung kommt aus dem Oberkörper.
- Die Füße müssen nicht unbedingt berührt werden, es geht um die Bewegung Richtung Fuß.
- Zählen Sie von 10 bis 0 herunter: 10 – 9 – 8 – 7 – 6 – 5 – 4 – 3 – 2 – 1 – 0.

→ VARIANTEN

- Wenn die Übung körperlich zu belastend ist, beugen Sie sich weniger tief hinunter und machen Sie insgesamt kleinere Bewegungen.

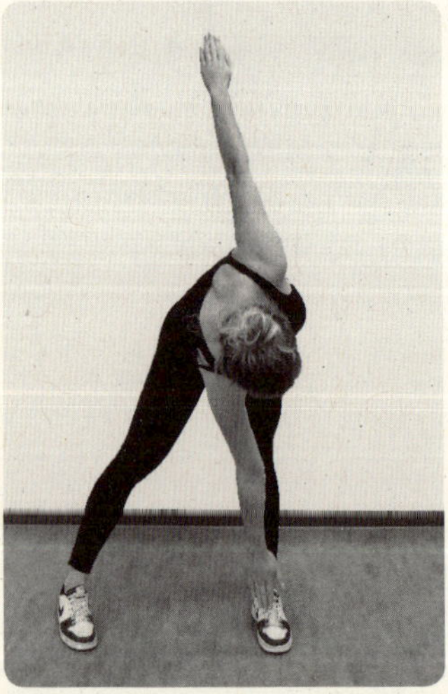

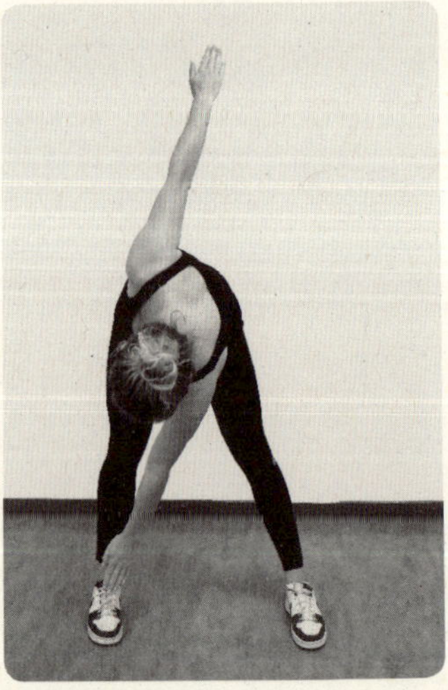

Jumping Jack

→ SO GEHT'S

- Die Beine sind geschlossen, die Arme vom Körper abgespreizt.
- Springen Sie in den Spreizstand (mehr als hüftbreit), wobei Sie gleichzeitig die Arme neben dem Kopf nach oben strecken.
- Springen Sie zurück, sodass die Füße nebeneinander stehen, wobei die Arme nach unten neben den Körper gebracht werden.
- Zählen Sie von 10 bis 0 herunter: 10 – 9 – 8 – 7 – 6 – 5 – 4 – 3 – 2 – 1 – 0.

→ VARIANTEN

- Wenn das Springen körperlich zu belastend ist, stellen Sie einen Fuß nach dem anderen in die gespreizte Stellung.
- Wenn es körperlich zu belastend ist, die Arme ganz nach oben zu führen, bringen Sie sie nur auf Schulterhöhe oder lassen Sie sie neben dem Körper hängen.

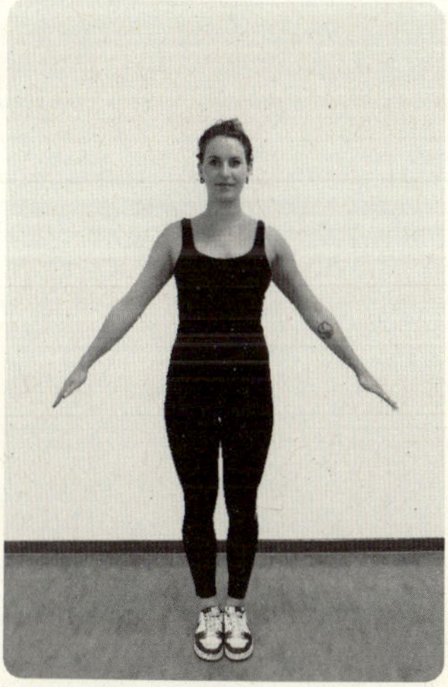

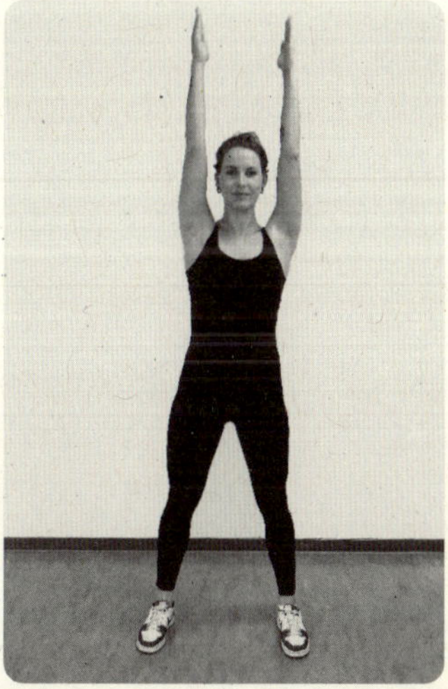

Kniebeugen

→ SO GEHT'S

- Die Beine sind geöffnet, etwas weiter als hüftbreit.
- Stellen Sie sich vor, dass hinter Ihnen ein Hocker steht, auf den Sie sich setzen wollen.
- Bewegen Sie sich mit dem Po nach unten, bis sich die Oberschenkel parallel zum Boden befinden, wobei der Rücken so gut wie möglich gerade bleibt und die Knie hinter den Zehen bleiben.
- Sie können die Kniebeuge auch weniger tief ausführen.
- Um das Gleichgewicht zu halten, können Sie die Hände mit aneinandergelegten Handflächen vor die Brust bringen, oder Sie in die Seite stemmen, wenn Sie sich nach unten bewegen.
- Machen Sie in Ihrem eigenen Tempo zehn Kniebeugen.

→ VARIANTEN

- Wenn dies körperlich zu belastend ist, gehen Sie weniger tief hinunter.
- Wenn dies nicht möglich ist, gehen Sie nur auf der Stelle und bringen Sie die Knie dabei etwas höher.

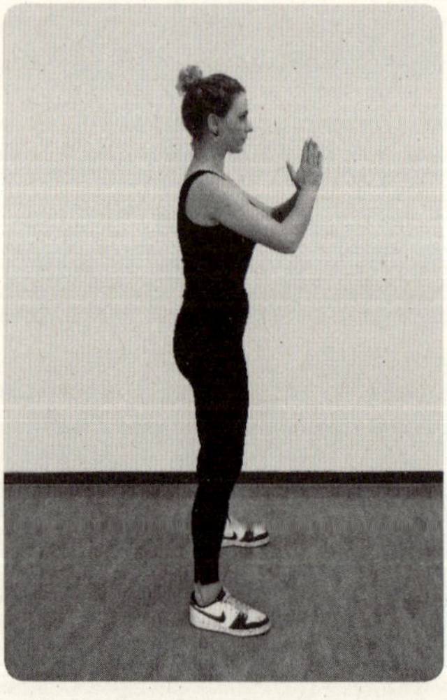

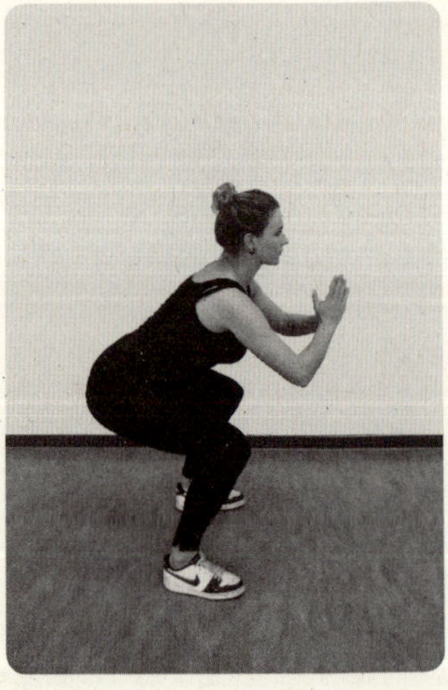

Cool-down-Phase (5 Minuten)

Cool-down-Phase

Sie können die bewusste aktive Bewegung mit einem Cool-down abschließen, dehnen Sie Schultern, Arme und Oberkörper und gehen Sie dabei ruhig umher.

Schulter-Arm-Stretching

→ SO GEHT'S

- Bringen Sie den Arm vor dic Brust, wobei die Handfläche Richtung Körper zeigt, lassen Sie dabei die Schultern sinken.
- Fassen Sie mit der anderen Hand den Oberarm und ziehen Sie den Arm Richtung Brust.
- Die Schultern bleiben hierbei entspannt.
- Wechseln Sie die Seite.

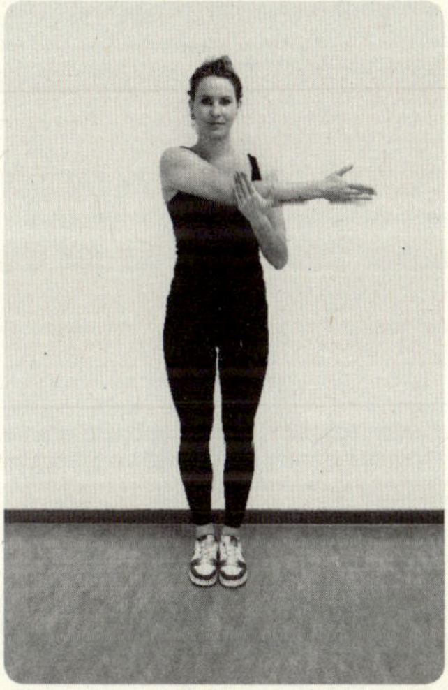

→ VARIANTE

- Wenn diese Haltung körperlich zu belastend ist, ziehen Sie den Arm nicht so weit Richtung Brust.

Armkreisen

→ SO GEHT'S

- Strecken Sie den Arm entlang des Körpers.
- Bringen Sie den Arm nach hinten, oben, vorne und wieder nach unten (Vorwärtsrotation).
- Wechseln Sie die Richtung (Rückwärtsrotation).
- Wechseln Sie die Seite (anderer Arm).

→ VARIANTE

- Wenn die vollständige Rotation des Armes körperlich zu belastend ist, führen Sie die Bewegung kleiner aus. Hierbei kann der Arm auch gebogen werden (die Hand kommt näher an den Körper, der Ellbogen ist angewinkelt).

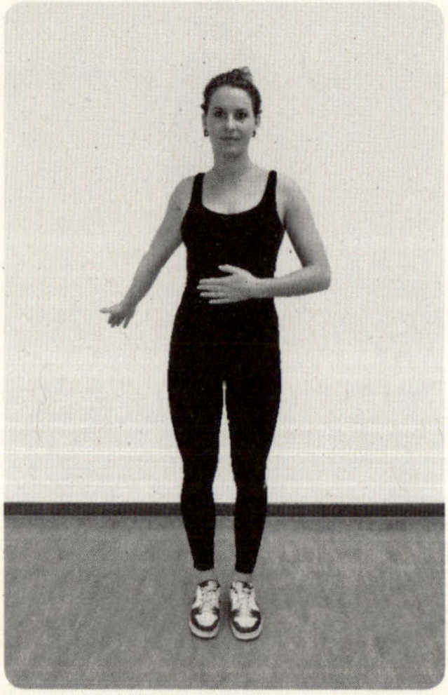

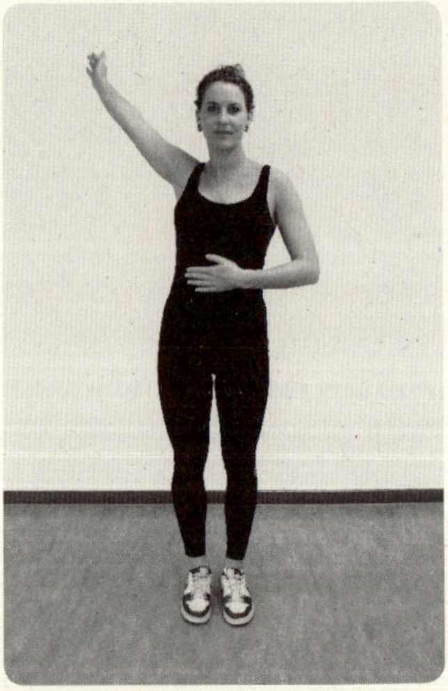

Oberkörper kreisen

→ SO GEHT'S

- Bringen Sie die Arme abgewinkelt vor die Brust.
- Bewegen Sie die Arme von der linken zur rechten Seite des Oberkörpers, wobei die Hüfte gerade bleibt (die Bewegung kommt aus dem Oberkörper).

→ VARIANTE

- Wenn diese Bewegung körperlich zu belastend ist, führen Sie sie kleiner aus.

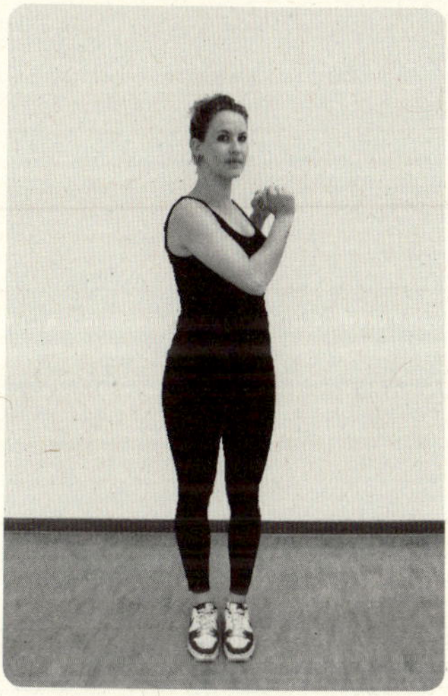

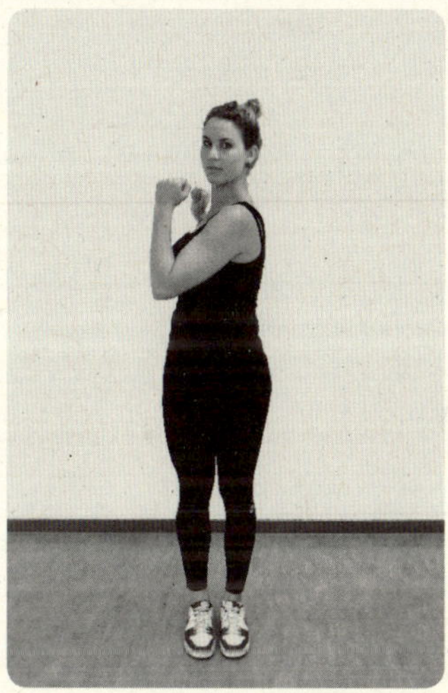

Körper strecken

→ SO GEHT'S

- Atmen Sie tief ein und führen Sie die Arme dabei seitlich in die Höhe.
- Strecken Sie die Arme, Hände und Finger über den Kopf nach oben und strecken Sie sich dabei so weit wie möglich.
- Stellen Sie sich auf die Zehenspitzen.
- Mit der Ausatmung bringen Sie die Arme langsam seitlich wieder nach unten.
- Stellen Sie Ihre Füße wieder auf den Boden.
- Wiederholen Sie dies noch zwei Mal.

→ VARIANTEN

- Wenn es körperlich zu belastend ist, die Arme vollständig zu strecken, bringen Sie sie nur auf Schulterhöhe oder lassen Sie sie neben dem Körper hängen.
- Wenn es körperlich zu belastend ist, auf den Zehenspitzen zu stehen, lassen Sie die Füße auf dem Boden stehen.

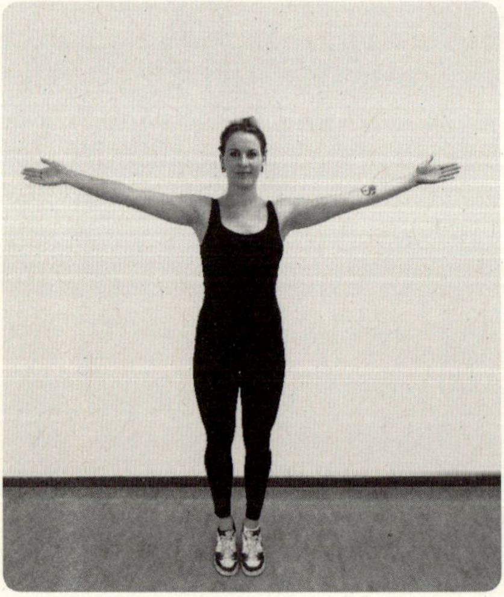

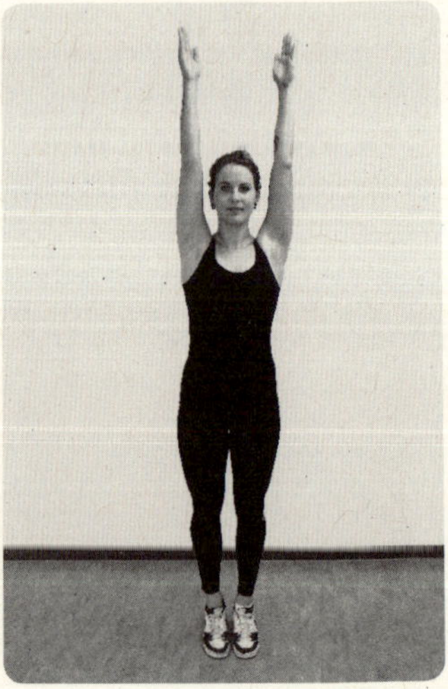

Die Mindful2Work-Yogaübungen

Beginn Woche 1 und Woche 4

Verankerung (1 Minute)

Nehmen Sie eine sitzende Meditationshaltung ein. Sie können Ihre Augen schließen, um Ihre Aufmerksamkeit noch besser nach innen richten zu können … auf Ihren Körper … Spüren Sie, an welchen Stellen Ihr Körper Kontakt zum Boden hat … Richten Sie Ihre Aufmerksamkeit dann auf den Atem, bleiben Sie einige Atemzüge lang mit voller Aufmerksamkeit beim Atmen …

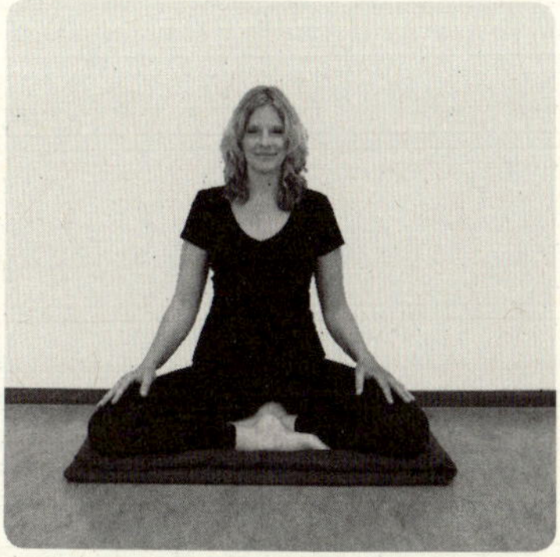

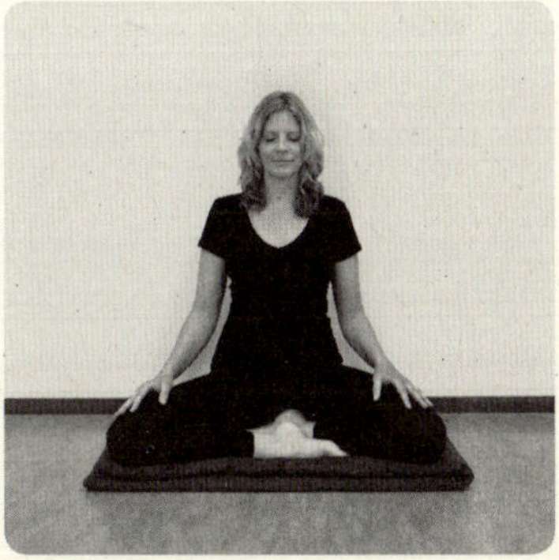

Den Nacken lockern (2 Minuten)

Bringen Sie das Kinn Richtung Brust. Lassen Sie Ihren Kopf locker hängen und ganz schwer werden. Bleiben Sie für einige Atemzüge in dieser Position … Bewegen Sie beim Einatmen das rechte Ohr zur rechten Schulter, der Kopf liegt auf der Seite, die Nase zeigt nach vorne (bleiben Sie für einige Atemzüge in dieser Position) … Bewegen Sie mit der Ausatmung das linke Ohr zur linken Schulter – über die Mitte, ohne dass der Kopf dabei nach hinten fällt, und bleiben Sie für einige Atemzüge in dieser Position … Bewegen Sie das Kinn langsam Richtung Brust und das rechte Ohr wieder zur rechten Schulter … Wiederholen Sie diese Bewegung einige Male. Also von rechts über die Mitte nach links und wieder nach unten. Achten Sie darauf, dass der Kopf dabei nicht nach hinten fällt, um Ihren Nacken zu schützen … Führen Sie dies in einem langsamen Tempo aus … Beobachten Sie, was dabei geschieht. Wenn Sie irgendwo eine Verspannung wahrnehmen, können Sie dort ein wenig länger verweilen und einige Male ein- und ausatmen, um auch diese Stelle zu lockern … Wechseln Sie die Richtung für einige Atemzüge … Spüren Sie der Übung noch ein wenig nach …

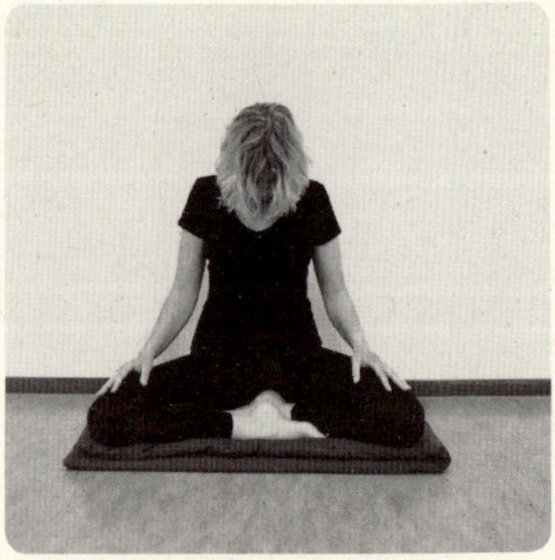

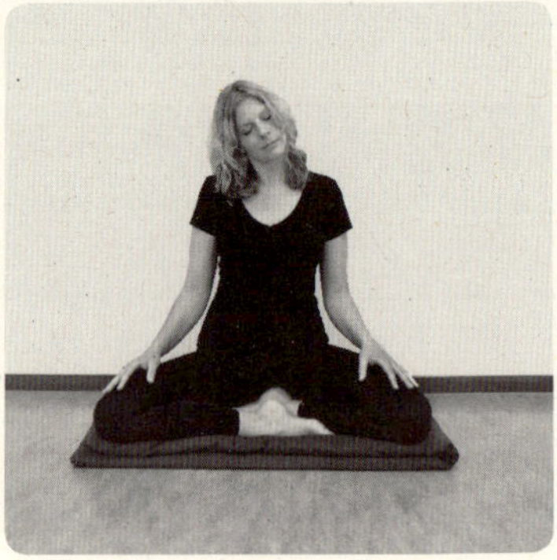

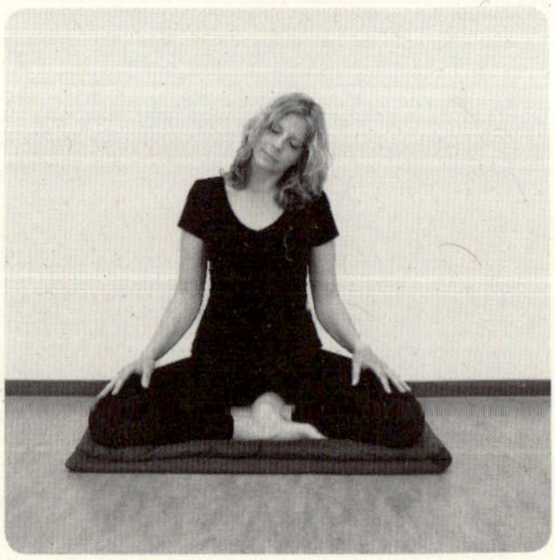

→ WO KÖNNEN SIE DIE WIRKUNG DER ÜBUNG SPÜREN?

- Nacken und Schulter (Stretching)

→ VARIANTEN UND EINSCHRÄNKUNGEN

- Zu starke Dehnung im Nacken: Lassen Sie den Kopf nicht ganz hängen, beugen Sie ihn weniger.
- Achtung: Bewegen Sie den Kopf nicht nach hinten, so schützen Sie Ihren Nacken.
- Nicht geeignet bei Nackenbeschwerden.

Die Schultern lockern (2 Minuten)

Ziehen Sie die Schultern beim Einatmen hoch und dann nach hinten. Lassen Sie sie mit der Ausatmung sinken und bringen Sie sie nach vorne, einige Atemzüge lang. … Wiederholen Sie die Bewegung in umgekehrter Richtung … Ziehen Sie die Schultern dann in Richtung Ohren ganz hoch. Bleiben Sie kurz in dieser Position. Lassen Sie die Schultern mit einem Seufzer fallen und wiederholen Sie dies noch zwei Mal … Spüren Sie der Übung noch ein wenig nach …

→ WO KÖNNEN SIE DIE WIRKUNG DER ÜBUNG SPÜREN?

- Schultern (Stretching)

→ VARIANTEN UND EINSCHRÄNKUNGEN

- Nicht geeignet bei Schulterbeschwerden durch Verletzungen oder Entzündungen.

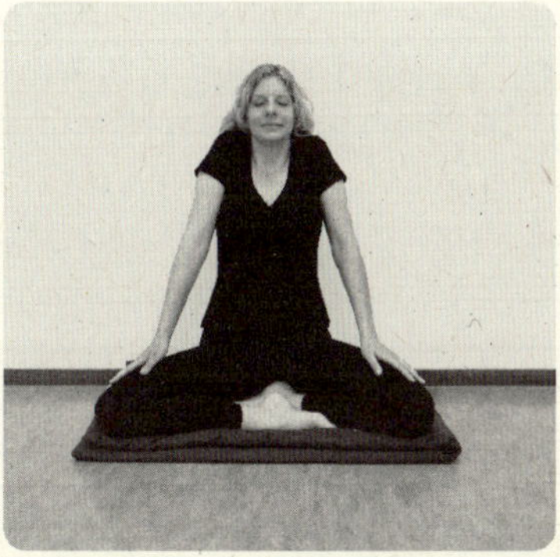

Schmetterling (4 Minuten)

Setzen Sie sich in den Schneidersitz, die Fußsohlen berühren sich, sodass die Beine ein Rechteck bilden … Legen Sie die Hände auf die Füße … Sitzen Sie mit geradem, gestrecktem Rücken … Bringen Sie den Oberkörper nach vorne und lassen Sie ihn hängen … Lassen Sie den Oberkörper ganz schwer werden und entspannen Sie sich dabei so gut wie möglich … Richten Sie sich auf, indem Sie Wirbel für Wirbel aufrollen, wobei der Kopf der Bewegung folgt … Anschließend bringen Sie die Knie mit den Händen zueinander … Bleiben Sie noch kurz aufrecht sitzen, um der Übung nachzuspüren …

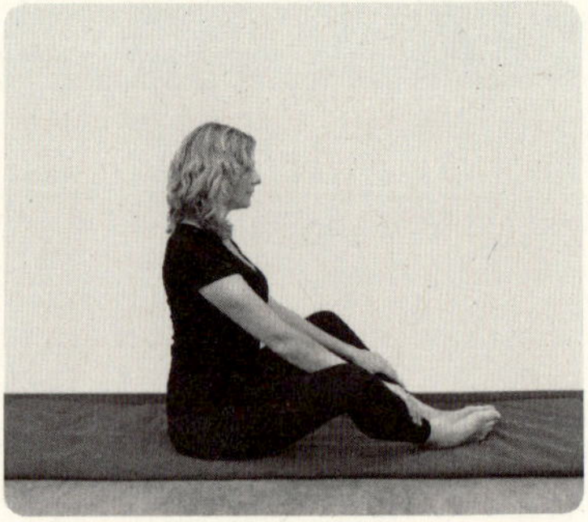

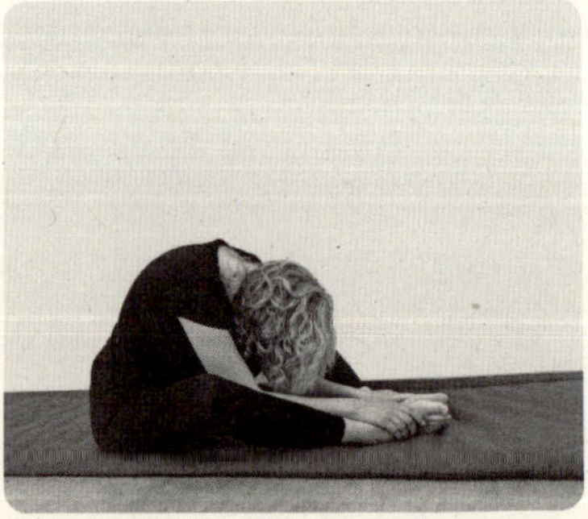

→ Wo können Sie die Wirkung der Übung spüren?

- Rücken, Nacken, Innen- und Außenseite Oberschenkel, Rückseite Beine (Stretching)

→ Varianten und Einschränkungen

- Stechende oder ziehende Schmerzen in den Knien: Legen Sie ein Kissen unter die Knie.
- Zu starke Dehnung im Nacken: Sie können den Kopf mit den Händen stützen, wenn Sie ein Kissen zwischen die Beine legen.
- Tendenz, nach hinten zu kippen: Setzen Sie sich auf ein Kissen, sodass sich die Hüften oberhalb der Knie befinden.
- Nicht geeignet bei Ischias (Nervenschmerzen), Schmerzen im unteren Rücken und Nackenbeschwerden.

Sphinx (4 Minuten)

Legen Sie sich auf den Bauch. Legen Sie die Unterarme auf dem Boden ab, achten Sie darauf, dass sie sich nicht hinter den Schultern befinden … Entspannen Sie sich so gut wie möglich … Wenn die Haltung zu intensiv ist, schieben Sie die Unterarme nach vorne … Um die Übung abzuschließen, legen Sie die Unterarme übereinander und lassen den Oberkörper sinken. Der Kopf kann dabei auf den Unterarmen oder den Händen ruhen … Bleiben Sie anschließend noch kurz auf dem Bauch liegen, um der Übung nachzuspüren …

→ WO KÖNNEN SIE DIE WIRKUNG DER ÜBUNG SPÜREN?

- Bauch (Stretching)
- Unterer Rücken (Kompression)

→ VARIANTEN UND EINSCHRÄNKUNGEN

- Zu starker Druck im Rücken: Schieben Sie die Unterarme weiter nach vorne.
- Zu geringer Druck im Rücken: Legen Sie ein Kissen oder eine zusammengefaltete Decke unter die Unterarme, damit sie höher liegen.
- Zu starker Druck im Nacken: Neigen Sie den Kopf nach vorne, sodass der Blick Richtung Matte gerichtet ist.
- Nicht geeignet bei Rückenbeschwerden, steifem Kreuzbein oder in der Schwangerschaft (achten Sie darauf, dass der Bauch nicht in dic Mattc gedrückt wird, zum Beispiel indem Sie Kissen unter die Achseln und Unterarme legen).

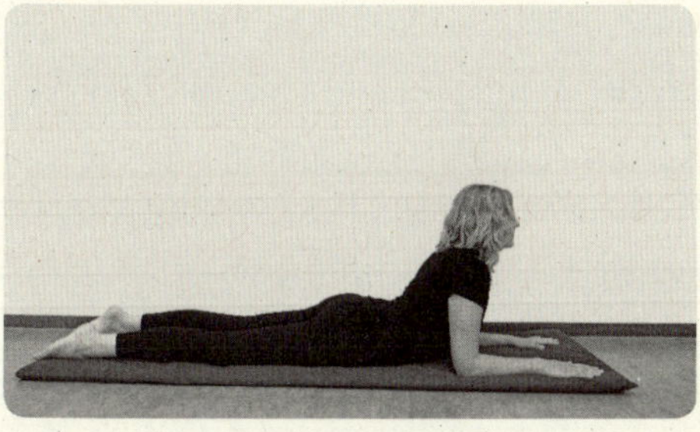

Die Kindhaltung (2 Minuten)

Gehen Sie in den Vierfüßlerstand und legen Sie die Oberschenkel auf Unterschenkeln und Füßen ab … Legen Sie die Arme nach hinten neben den Körper … Entspannen Sie sich in dieser Haltung … Spüren Sie, wie diese Übung auf Sie wirkt … Beenden Sie die Übung, indem Sie Wirbel für Wirbel aufrollen, der Kopf folgt der Bewegung …

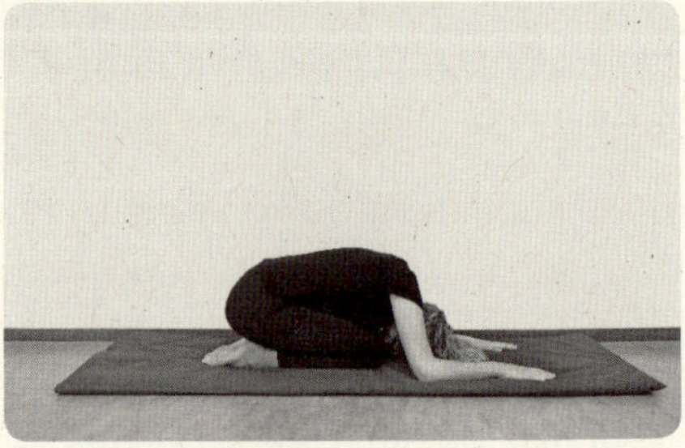

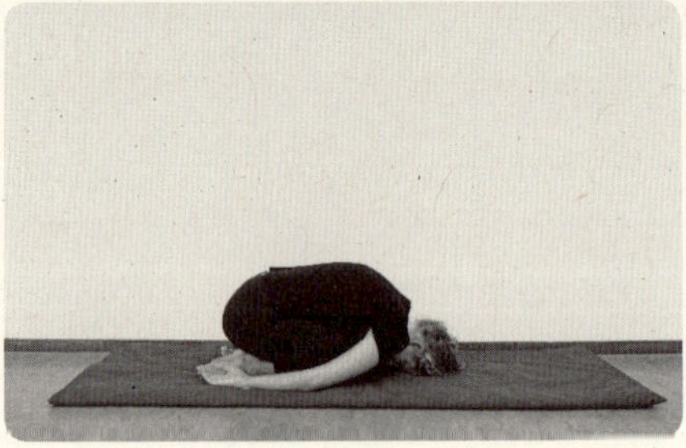

→ Wo können Sie die Wirkung der Übung spüren?

Rücken und Nacken (leichtes Stretching)

- Bauch und Brust (milde Kompression)
- Bei dieser Haltung handelt es sich um eine Ruheposition, in der Sie so gut wie möglich entspannen können sollten.

→ Varianten und Einschränkungen

- Zu starker Druck in den Knien: Legen Sie ein Kissen zwischen Füße und Oberschenkel, um den Druck auf die Knie zu verringern oder beenden Sie die Haltung.
- Zu starker Druck auf die Knöchel: Legen Sie ein zusammengerolltes Handtuch unter die Knöchel.
- Zu starker Druck auf die Füße: Legen Sie ein Handtuch unter die Füße.
- Wenn die Oberschenkel die Füße nicht berühren, können Sie dort ein Kissen platzieren, damit Sie trotzdem so gut wie möglich entspannen können.
- Nicht geeignet bei Schwangerschaft (spreizen Sie die Beine, sodass kein Druck auf den Bauch ausgeübt wird).

Liegende Drehung (4 Minuten)

Legen Sie sich auf den Rücken. Bringen Sie zunächst die Knie Richtung Brust … Wenn Sie es angenehm finden, können Sie ein wenig hin und her schaukeln oder mit den Knien kreisen, sodass der untere Rücken massiert wird … Strecken Sie dann den rechten Arm nach rechts aus. Lassen Sie mit der Ausatmung die Beine nach links auf den Boden sinken. Schauen Sie dabei nach rechts … Entspannen Sie sich so gut wie möglich in dieser Haltung … Um die Übung zu beenden, bringen Sie die Beine beim Einatmen wieder in die Mitte und zur Brust … Wechseln Sie die Seite … Bleiben Sie noch kurz mit an die Brust gezogenen Knien liegen und spüren Sie der Übung nach …

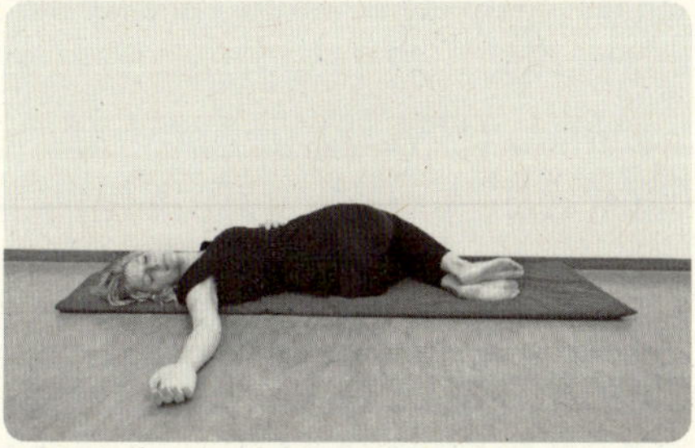

→ Wo können Sie die Wirkung der Übung spüren?

- Rücken, Oberkörper, Nacken (Twist)
- Schulter, Arm, Brust (Stretching)

→ Varianten und Einschränkungen

- Zu starke Dehnung im Nacken: Drehen Sie den Kopf nicht ganz auf die Seite, sondern halten Sie ihn in neutraler Position in der Mitte.
- Zu starke Drehung für Rücken und Oberkörper: Legen Sie ein Kissen unter die Knie, sodass die Dehnung weniger intensiv ist.
- Zu starke Dehnung in Schultern, Armen und Brust: Legen Sie ein Kissen unter die Knie, sodass die Dehnung weniger intensiv ist.
- Kribbeln in den Händen: Legen Sie eine gefaltete Decke unter den ausgestreckten Arm, damit der Arm aufliegen kann, und bringen Sie den Arm nach unten.
- Wenn Schulter oder Arm den Boden nicht berührt, können Sie ein Kissen zwischen die Knie oder unter die Beine legen, damit Sie dennoch so gut wie möglich entspannen können.
- Nicht geeignet bei Schulterbeschwerden durch Verletzung oder Entzündung.

Halbe Kerze (3 Minuten)

Legen Sie sich auf den Rücken. Bringen Sie die Knie Richtung Brust. Wenn Sie es angenehm finden, können Sie ein wenig hin und her schaukeln oder mit den Beinen kreisen, sodass der untere Rücken massiert wird … Stellen Sie die Füße auf den Boden. Drücken Sie die Füße in die Matte, bringen Sie die Hüfte nach oben und legen Sie sich ein Meditationskissen oder etwas Vergleichbares unter die Hüfte … Strecken Sie die Beine gerade in die Luft … Entspannen Sie sich so gut wie möglich in dieser Haltung, die Beine bleiben oben … Um die Übung zu beenden, lassen Sie die Beine mit der Ausatmung langsam nach unten sinken … Wenn die Beine den Boden fast berühren, stellen Sie die Füße auf die Matte, damit Sie die Hüfte hochdrücken und das Kissen herausnehmen können … Bleiben Sie ausgestreckt liegen und spüren Sie der Übung noch kurz nach …

→ Wo können Sie die Wirkung der Übung spüren?

- Rücken (leichtes Stretching)
- Bauch (leichte Kompression)

→ Varianten und Einschränkungen

- Unangenehmer Druck auf dem Kopf oder Schwindel: Beenden Sie die Übung in Ruhe.
- Nicht geeignet bei hohem Blutdruck, während der Menstruation.

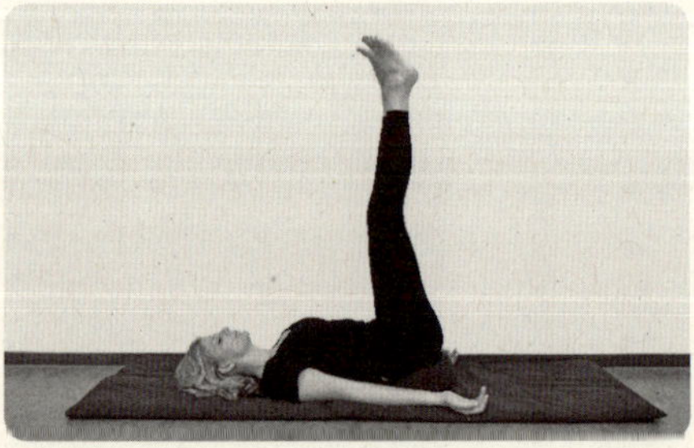

Abschluss Woche 1 und Woche 4

Savasana (3 Minuten)

Legen Sie sich auf den Rücken. Die Beine liegen nebeneinander, die Arme ausgestreckt neben dem Körper mit nach oben geöffneten Handflächen. Schließen Sie Ihre Augen … Entspannen Sie sich so gut wie möglich und lassen Sie völlige Ruhe eintreten … Spüren Sie, wie Sie hier liegen. Richten Sie Ihre Aufmerksamkeit auf die Rückseite Ihres Körpers … Spüren Sie den Kontakt mit dem Boden … wie Sie getragen werden … sodass Sie selbst einmal nichts tragen müssen, nichts tun müssen … Gelingt es Ihnen, mit jedem Einatmen noch etwas mehr in Ihrem Körper anzukommen? … Ihren Körper mit Aufmerksamkeit und Atem zu erfüllen? … Und mit jeder Ausatmung noch etwas tiefer zu entspannen, noch mehr loszulassen? … Mit jedem Einatmen kommen Sie mehr in Ihrem Körper an und mit jedem Ausatmen versinken Sie noch etwas tiefer in der Matte, werden Sie noch etwas schwerer … Auch wenn Sie jetzt gerade nichts tun, tun Sie eigentlich sehr viel … Denn in dem Moment, in dem der Körper zur Ruhe kommt, beginnt er sich zu regenerieren … Und wir vergessen manchmal, wie wichtig Ruhepausen sind, wie wichtig es ist aufzutanken …

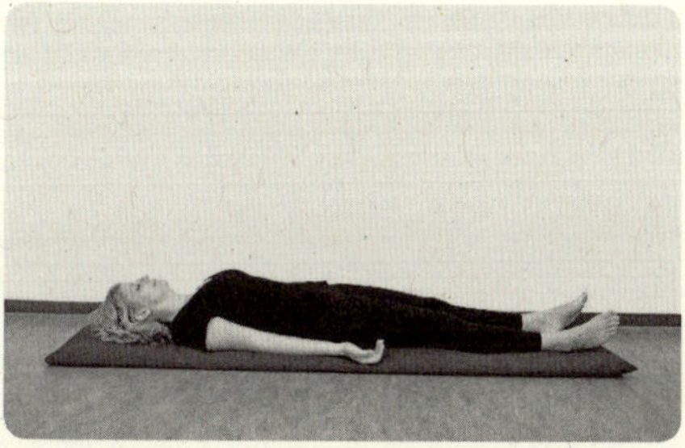

Beginn Woche 2 und Woche 5

Verankerung (1 Minute)

Nehmen Sie eine sitzende Meditationshaltung ein. Sie können Ihre Augen schließen, um Ihre Aufmerksamkeit noch besser nach innen richten zu können … auf Ihren Körper … Spüren Sie, an welchen Stellen Ihr Körper Kontakt zum Boden hat … Richten Sie Ihre Aufmerksamkeit dann auf den Atem, bleiben Sie einige Atemzüge lang mit voller Aufmerksamkeit beim Atmen …

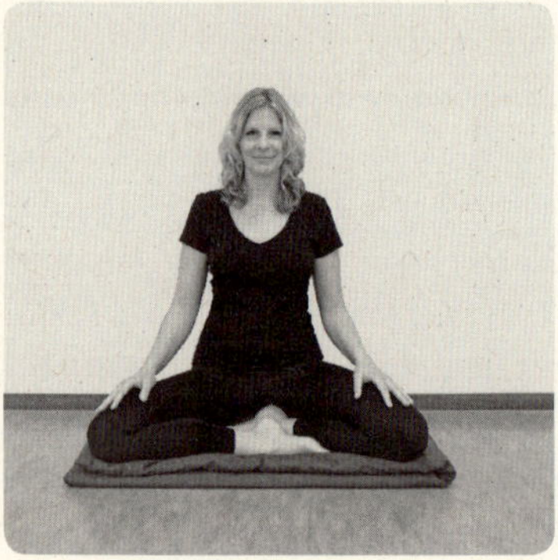

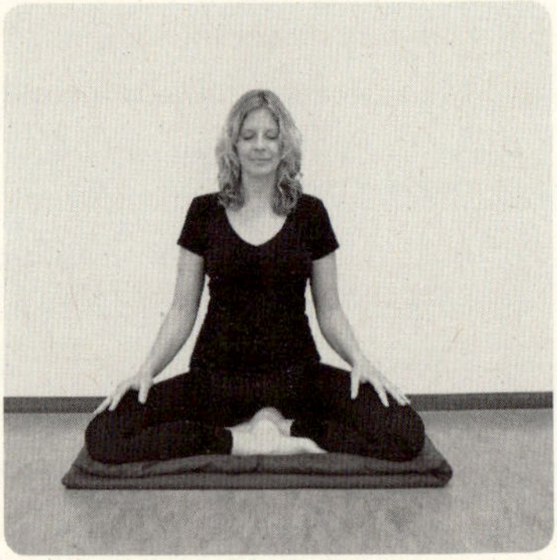

Den Nacken lockern (2 Minuten)

Bringen Sie das Kinn Richtung Brust. Lassen Sie Ihren Kopf locker hängen und ganz schwer werden. Bleiben Sie für einige Atemzüge in dieser Position … Bewegen Sie beim Einatmen das rechte Ohr zur rechten Schulter, der Kopf liegt auf der Seite, die Nase zeigt nach vorne (bleiben Sie für einige Atemzüge in dieser Position) … Bewegen Sie mit der Ausatmung das linke Ohr zur linken Schulter – über die Mitte, ohne dass der Kopf dabei nach hinten fällt, und bleiben Sie für einige Atemzüge in dieser Position … Bewegen Sie das Kinn langsam Richtung Brust und das rechte Ohr wieder zur rechten Schulter … Wiederholen Sie diese Bewegung einige Male. Also von rechts über die Mitte nach links und wieder nach unten. Achten Sie darauf, dass der Kopf dabei nicht nach hinten fällt, um Ihren Nacken zu schützen … Führen Sie dies in einem langsamen Tempo aus … Beobachten Sie, was dabei geschieht. Wenn Sie irgendwo eine Verspannung wahrnehmen, können Sie dort ein wenig länger verweilen und einige Male ein- und ausatmen, um auch diese Stelle zu lockern … Wechseln Sie die Richtung für einige Atemzüge … Spüren Sie der Übung noch ein wenig nach …

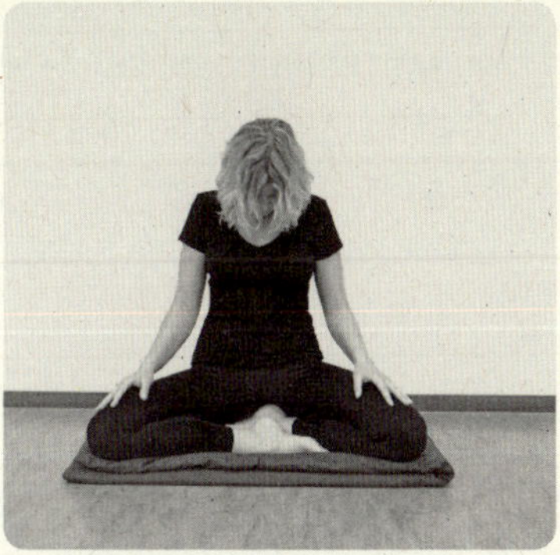

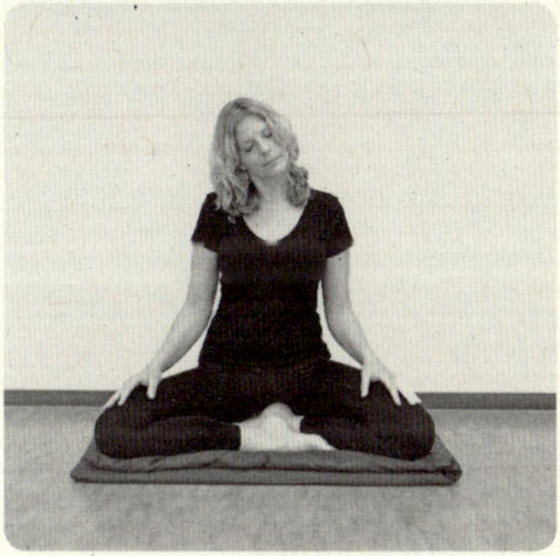

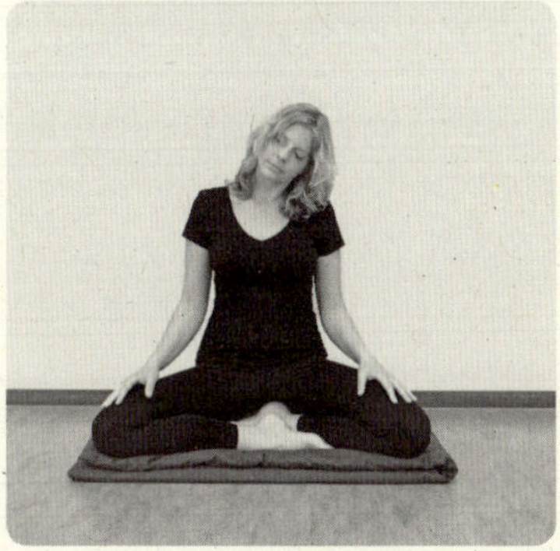

→ WO KÖNNEN SIE DIE WIRKUNG DER ÜBUNG SPÜREN?

- Nacken und Schulter (Stretching)

→ VARIANTEN UND EINSCHRÄNKUNGEN

- Zu starke Dehnung im Nacken: Lassen Sie den Kopf nicht ganz hängen, beugen Sie ihn weniger.
- Achtung: Bewegen Sie den Kopf nicht nach hinten, so schützen Sie Ihren Nacken.
- Nicht geeignet bei Nackenbeschwerden.

Die Schultern lockern (2 Minuten)

Ziehen Sie die Schultern beim Einatmen hoch und dann nach hinten. Lassen Sie sie mit der Ausatmung sinken und bringen Sie sie nach vorne, einige Atemzüge lang. … Wiederholen Sie die Bewegung in umgekehrter Richtung … Ziehen Sie die Schultern dann in Richtung Ohren ganz hoch. Bleiben Sie kurz in dieser Position. Lassen Sie die Schultern mit einem Seufzer fallen und wiederholen Sie dies noch zwei Mal … Spüren Sie der Übung noch ein wenig nach …

→ WO KÖNNEN SIE DIE WIRKUNG DER ÜBUNG SPÜREN?

- Schultern (Stretching)

→ VARIANTEN UND EINSCHRÄNKUNGEN

- Nicht geeignet bei Schulterbeschwerden durch Verletzungen oder Entzündungen.

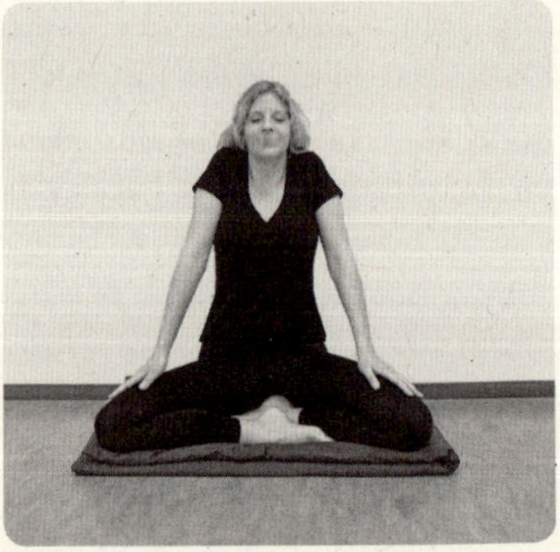

Kernübungen Woche 2 und Woche 5

Offene Flügel (4 Minuten)

Legen Sie sich auf den Bauch. Strecken Sie Ihren rechten Arm zur Seite aus (im rechten Winkel zum Körper), die Handfläche zeigt nach unten … Stellen Sie die linke Hand auf Höhe der Schulter mit der Handfläche nach unten auf den Boden … Drücken Sie den Körper hoch, bis Sie auf der Seite liegen. Legen Sie den Kopf dabei entspannt ab … Sie können die Beine ausstrecken oder Sie stellen den linken Fuß zur Unterstützung hinter dem Körper auf … Um die Übung zu beenden, lassen Sie sich wieder auf den Boden sinken, sodass Sie auf dem Bauch liegen … Bleiben Sie noch kurz liegen, um der Übung nachzuspüren … wechseln Sie die Seite … spüren Sie der Übung noch ein wenig nach …

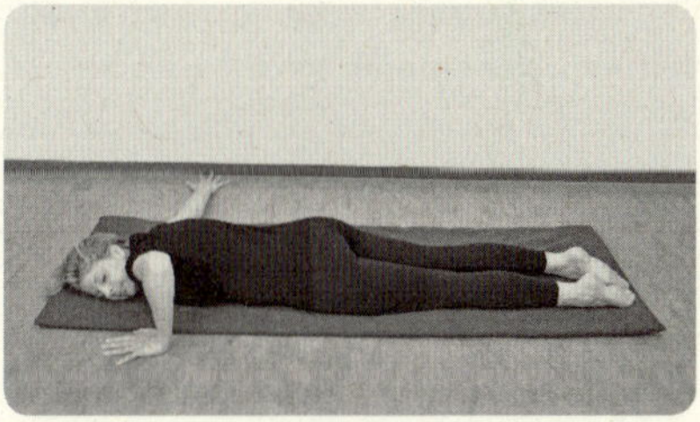

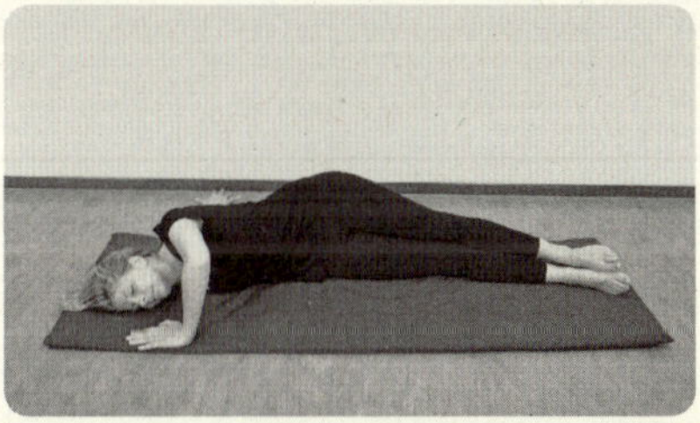

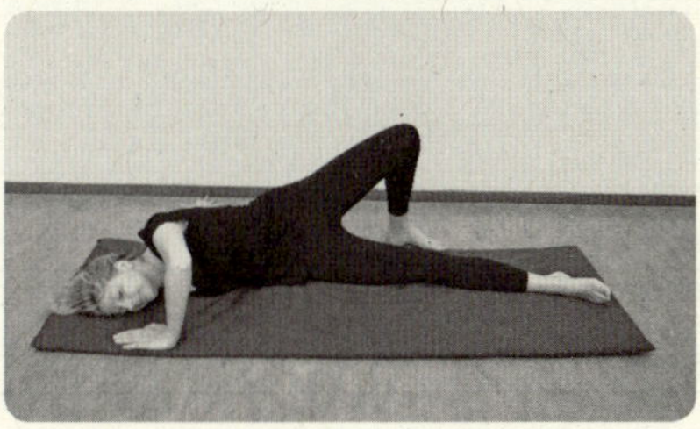

→ WO KÖNNEN SIE DIE WIRKUNG DER ÜBUNG SPÜREN?

- Schulter und Arm (Stretching)

→ VARIANTEN UND EINSCHRÄNKUNGEN

- Zu starke Dehnung in der Schulter: Bringen Sie den Oberkörper etwas mehr in Richtung Matte, sodass die Haltung weniger intensiv ist.
- Zu geringe Dehnung in der Schulter: Drehen Sie den Oberkörper weiter nach hinten.
- Nicht geeignet bei Schulterbeschwerden durch Verletzungen oder Entzündungen.

Die Kindhaltung mit gespreizten Beinen und Schulterstretching (4 Minuten)

Kommen Sie in den Vierfüßlerstand. Legen Sie die großen Zehen aneinander und spreizen Sie die Beine, sodass die Knie nahe des Mattenrands liegen … Stellen Sie die Fingerspitzen ein Stück von den Knien entfernt auf die Matte … Führen Sie den rechten Arm unter dem linken hindurch, die Handfläche ist zur Decke gerichtet … Legen Sie sich auf den rechten Arm … Führen Sie den linken Arm hinter den Rücken, sodass er auf dem Rücken liegt … Entspannen Sie sich so gut wie möglich in dieser Haltung … Um die Übung zu beenden, bringen Sie erst den linken Arm wieder nach vorne … Stützen Sie sich mit der linken Hand auf der Matte ab, sodass das Gewicht vom rechten Arm genommen wird und dieser nach rechts gebracht werden kann … Wechseln Sie die Seite … Nehmen Sie anschließend die Kindhaltung (mit geschlossenen Beinen) ein und spüren Sie der Übung noch ein wenig nach …

→ Wo können Sie die Wirkung der Übung spüren?

- Schulter und Arm (Stretching)
- Rücken (leichter Twist)
- Innenseite Oberschenkel (Stretching)

→ Varianten und Einschränkungen

- Zu starker Druck auf die Knie. Legen Sie ein Kissen zwischen Füße und Oberschenkel, um den Druck auf die Knie zu verringern oder beenden Sie die Haltung.

- Zu starker Druck auf die Knöchel: Legen Sie ein zusammengerolltes Handtuch unter die Knöchel.
- Zu starker Druck auf die Füße: Legen Sie ein Handtuch unter die Füße.
- Wenn die Oberschenkel die Füße nicht berühren, können Sie ein Kissen dazwischen legen, damit Sie trotzdem so gut wie möglich entspannen können.
- Nicht geeignet bei Schulterbeschwerden durch Verletzung oder Entzündung oder in der Schwangerschaft (es darf kein Druck auf den Bauch ausgeübt werden, die Beine sollten nicht zu weit gespreizt werden).

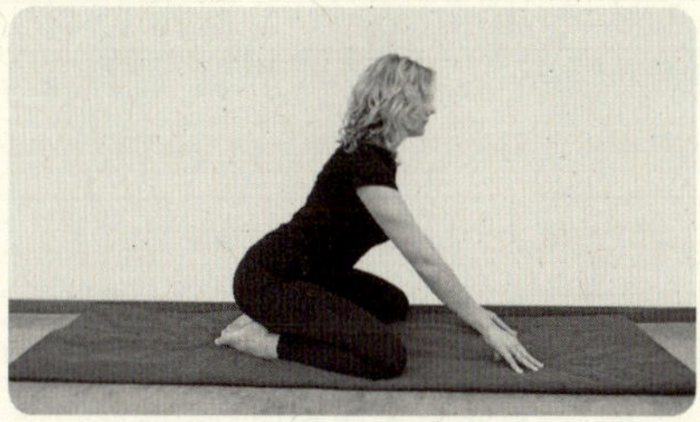

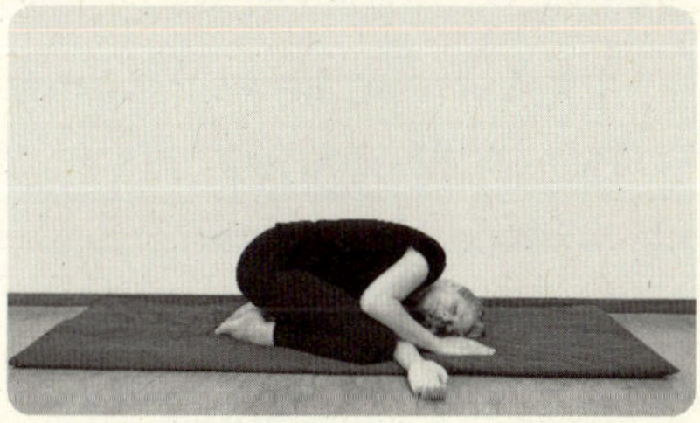

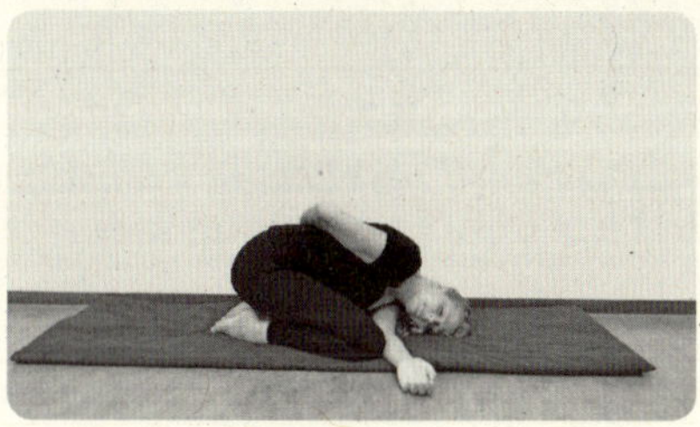

Schmelzendes Herz (2 Minuten)

Kommen Sie in den Vierfüßlerstand, wobei die Hände unter den Schultern stehen und die Knie unter der Hüfte … Schieben Sie die Hände nach vorne, die Hüften bleiben über den Knien … Senken Sie den Brustkorb Richtung Boden … Entspannen Sie sich so gut wie möglich … Um die Übung zu beenden, bewegen Sie sich vorsichtig mit den Händen über die Matte zurück Richtung Beine … Spüren Sie der Übung in der Kindhaltung nach.

→ WO KÖNNEN SIE DIE WIRKUNG DER ÜBUNG SPÜREN?

- Schultern, Brust, Achseln, Arme und Beine (Stretching)
- Rücken (leichte Kompression)

→ VARIANTEN UND EINSCHRÄNKUNGEN

- Zu starke Dehnung in Schultern, Achseln und Armen: Legen Sie ein Kissen unter die Brust, sodass die Haltung weniger intensiv ist oder bringen Sie die Hüfte etwas nach hinten, sodass weniger Gewicht auf dem Oberkörper liegt.
- Kribbeln in den Händen: Nehmen Sie die Arme weiter auseinander oder beugen Sie die Ellenbogen. Sollte das Gefühl nicht vorübergehen, beenden Sie die Haltung.
- Nicht geeignet bei Nackenbeschwerden.

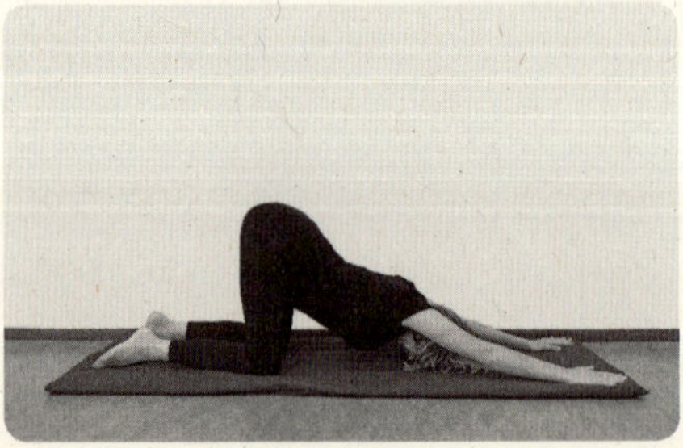

Kindhaltung (1 Minute)

Gehen Sie in den Vierfüßlerstand und legen Sie die Oberschenkel auf Unterschenkeln und Füßen ab … Legen Sie die Arme nach hinten neben den Körper … Entspannen Sie sich in dieser Haltung … Spüren Sie, wie diese Übung auf Sie wirkt … Beenden Sie die Übung, indem Sie Wirbel für Wirbel aufrollen, der Kopf folgt der Bewegung …

→ Wo können Sie die Wirkung der Übung spüren?

- Rücken und Nacken (leichtes Stretching)
- Bauch und Brust (milde Kompression)
- Bei dieser Haltung handelt es sich um eine Ruheposition, in der Sie so gut wie möglich entspannen können sollten.

→ Varianten und Einschränkungen

- Zu starker Druck in den Knien: Legen Sie ein Kissen zwischen Füße und Oberschenkel, um den Druck auf die Knie zu verringern oder beenden Sie die Haltung.
- Zu starker Druck auf die Knöchel: Legen Sie ein zusammengerolltes Handtuch unter die Knöchel.
- Zu starker Druck auf die Füße: Legen Sie ein Handtuch unter die Füße.
- Wenn die Oberschenkel die Füße nicht berühren, können Sie dort ein Kissen platzieren, damit Sie trotzdem so gut wie möglich entspannen können.
- Nicht geeignet bei Schwangerschaft (spreizen Sie die Beine, sodass kein Druck auf den Bauch ausgeübt wird).

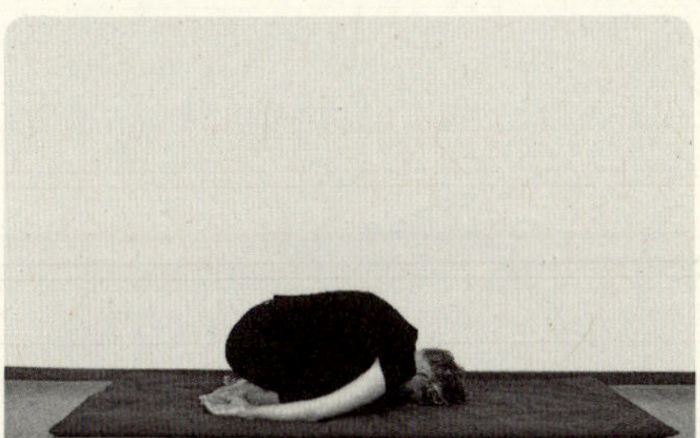

Der Fisch (3 Minuten)

Legen Sie sich auf den Rücken, ein Meditationskissen oder etwas Vergleichbares liegt unter den Schulterblättern. Legen Sie die Arme ausgestreckt mit nach oben gerichteten Handflächen direkt neben den Körper … Entspannen Sie sich so gut wie möglich … Lassen Sie den Kopf nach hinten fallen oder legen Sie ein Kissen oder zusammengerolltes Handtuch unter den Kopf … Um die Übung zu beenden, rollen Sie sich vorsichtig auf die rechte Seite … Spüren Sie der Übung auf der rechten Seite liegend nach …

→ WO KÖNNEN SIE DIE WIRKUNG DER ÜBUNG SPÜREN?

- Brust, Schultern, Hals (Stretching)
- Rücken (leichte Kompression)

→ VARIANTEN UND EINSCHRÄNKUNGEN

- Zu starke Dehnung in der Kehle: Legen Sie ein zusammengerolltes Handtuch oder ein Kissen unter den Kopf, um die Dehnung zu verringern.
- Zu starke Dehnung im Nacken: Legen Sie ein zusammengerolltes Handtuch oder ein Kissen unter den Kopf, um die Dehnung zu verringern.
- Schwindelgefühl: Legen Sie ein zusammengerolltes Handtuch oder ein Kissen unter den Kopf, um dem Nacken mehr Freiheit zu geben.
- Nicht geeignet bei Nackenbeschwerden (legen Sie ein Kissen unter den Nacken oder beenden Sie die Haltung).

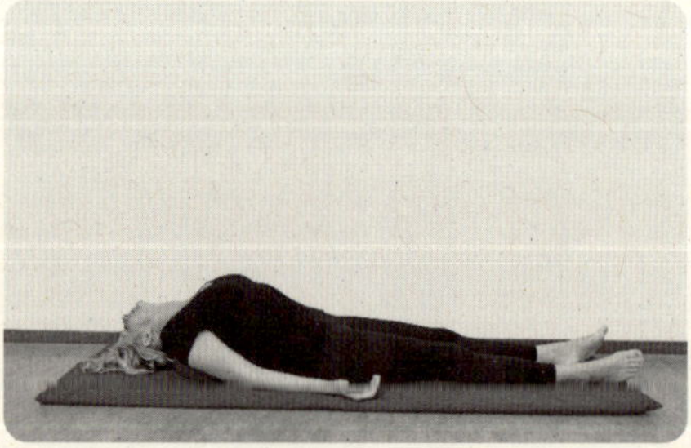

Halbe Kerze (3 Minuten)

Legen Sie sich auf den Rücken. Bringen Sie die Knie Richtung Brust. Wenn Sie es angenehm finden, können Sie ein wenig hin und her schaukeln oder mit den Beinen kreisen, sodass der untere Rücken massiert wird … Stellen Sie die Füße auf den Boden. Drücken Sie die Füße in die Matte, bringen Sie die Hüfte nach oben und legen Sie sich ein Meditationskissen oder etwas Vergleichbares unter die Hüfte … Strecken Sie die Beine gerade in die Luft … Entspannen Sie sich so gut wie möglich in dieser Haltung, die Beine bleiben oben … Um die Übung zu beenden, lassen Sie die Beine mit der Ausatmung langsam nach unten sinken … Wenn die Beine den Boden fast berühren, stellen Sie die Füße auf die Matte, damit Sie die Hüfte hochdrücken und das Kissen herausnehmen können … Bleiben Sie ausgestreckt liegen und spüren Sie der Übung noch kurz nach …

→ Wo können Sie die Wirkung der Übung spüren?

- Rücken (leichtes Stretching)
- Bauch (leichte Kompression)

→ Varianten und Einschränkungen

- Unangenehmer Druck auf dem Kopf oder Schwindel: Beenden Sie die Übung in Ruhe.
- Nicht geeignet bei hohem Blutdruck, während der Menstruation.

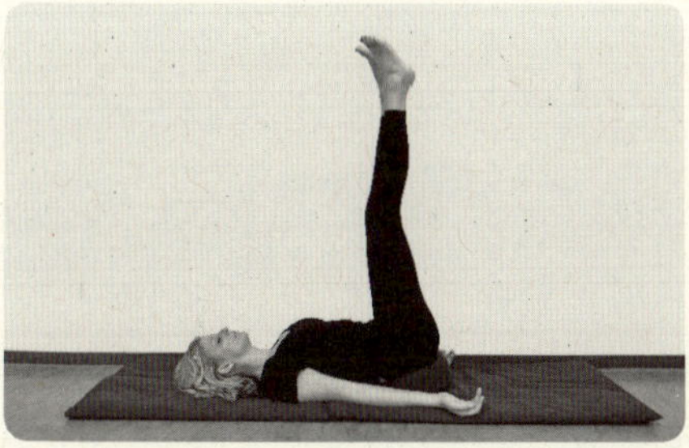

Abschluss Woche 2 und 5

Savasana (3 Minuten)

Legen Sie sich auf den Rücken. Die Beine liegen nebeneinander, die Arme ausgestreckt neben dem Körper mit nach oben geöffneten Handflächen. Schließen Sie Ihre Augen … Entspannen Sie sich so gut wie möglich und lassen Sie völlige Ruhe eintreten … Spüren Sie, wie Sie hier liegen. Richten Sie Ihre Aufmerksamkeit auf die Rückseite Ihres Körpers … Spüren Sie den Kontakt mit dem Boden … wie Sie getragen werden … sodass Sie selbst einmal nichts tragen müssen, nichts tun müssen … Gelingt es Ihnen, mit jedem Einatmen noch etwas mehr in Ihrem Körper anzukommen? … Ihren Körper mit Aufmerksamkeit und Atem zu erfüllen? … Und mit jeder Ausatmung noch etwas tiefer zu entspannen, noch mehr loszulassen? … Mit jedem Einatmen kommen Sie mehr in Ihrem Körper an und mit jedem Ausatmen versinken Sie noch etwas tiefer in der Matte, werden Sie noch etwas schwerer … Auch wenn Sie jetzt gerade nichts tun, tun Sie eigentlich sehr viel … Denn in dem Moment, in dem der Körper zur Ruhe kommt, beginnt er sich zu regenerieren … Und wir vergessen manchmal, wie wichtig Ruhepausen sind, wie wichtig es ist aufzutanken …

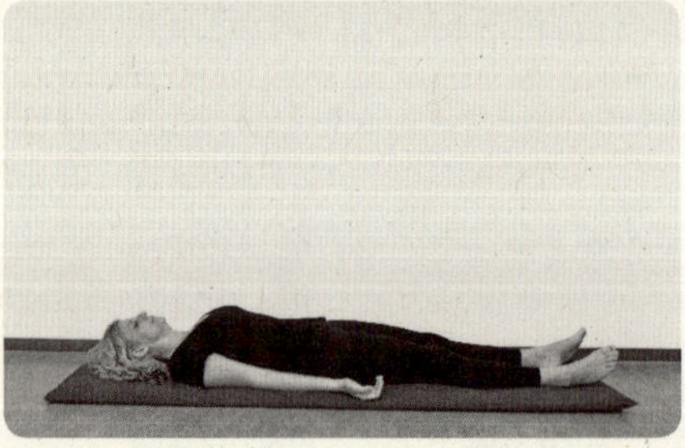

Beginn Woche 3 und Woche 6

Verankerung (1 Minute)

Nehmen Sie eine sitzende Meditationshaltung ein. Sie können Ihre Augen schließen, um Ihre Aufmerksamkeit noch besser nach innen richten zu können … auf Ihren Körper … Spüren Sie, an welchen Stellen Ihr Körper Kontakt zum Boden hat … Richten Sie Ihre Aufmerksamkeit dann auf den Atem, bleiben Sie einige Atemzüge lang mit voller Aufmerksamkeit beim Atmen …

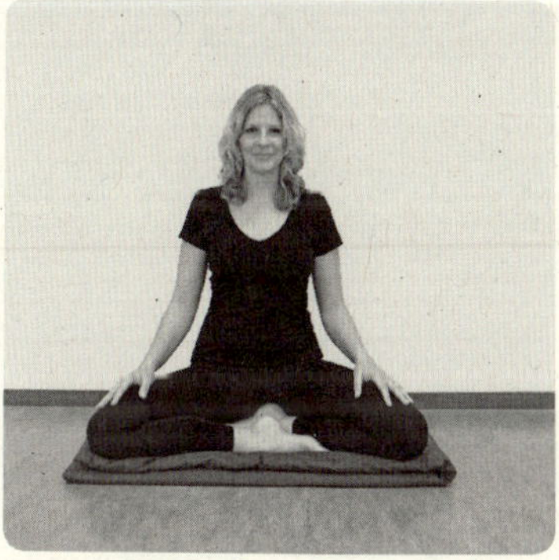

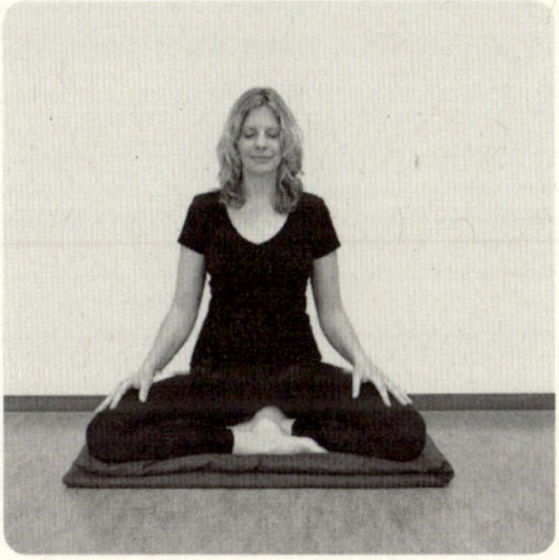

Den Nacken lockern (2 Minuten)

Bringen Sie das Kinn Richtung Brust. Lassen Sie Ihren Kopf locker hängen und ganz schwer werden. Bleiben Sie für einige Atemzüge in dieser Position … Bewegen Sie beim Einatmen das rechte Ohr zur rechten Schulter, der Kopf liegt auf der Seite, die Nase zeigt nach vorne (bleiben Sie für einige Atemzüge in dieser Position) … Bewegen Sie mit der Ausatmung das linke Ohr zur linken Schulter – über die Mitte, ohne dass der Kopf dabei nach hinten fällt, und bleiben Sie für einige Atemzüge in dieser Position … Bewegen Sie das Kinn langsam Richtung Brust und das rechte Ohr wieder zur rechten Schulter … Wiederholen Sie diese Bewegung einige Male. Also von rechts über die Mitte nach links und wieder nach unten. Achten Sie darauf, dass der Kopf dabei nicht nach hinten fällt, um Ihren Nacken zu schützen … Führen Sie dies in einem langsamen Tempo aus … Beobachten Sie, was dabei geschieht. Wenn Sie irgendwo eine Verspannung wahrnehmen, können Sie dort ein wenig länger verweilen und einige Male ein- und ausatmen, um auch diese Stelle zu lockern … Wechseln Sie die Richtung für einige Atemzüge … Spüren Sie der Übung noch ein wenig nach …

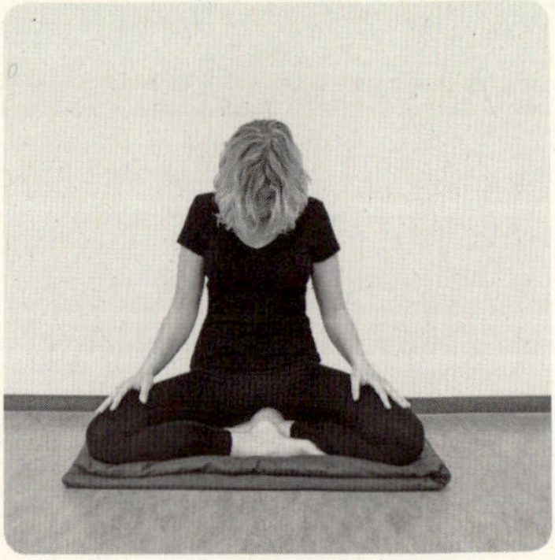

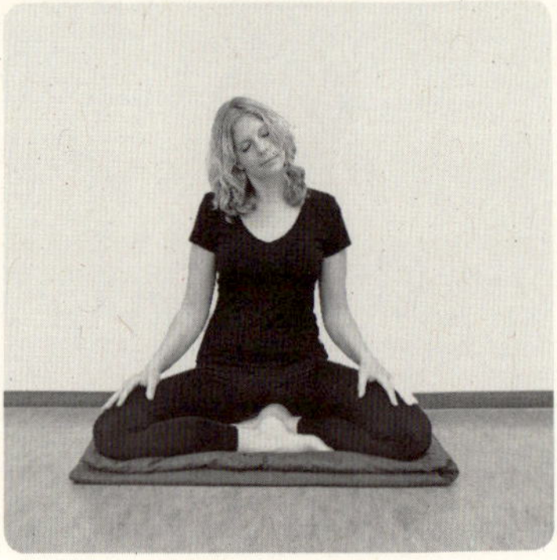

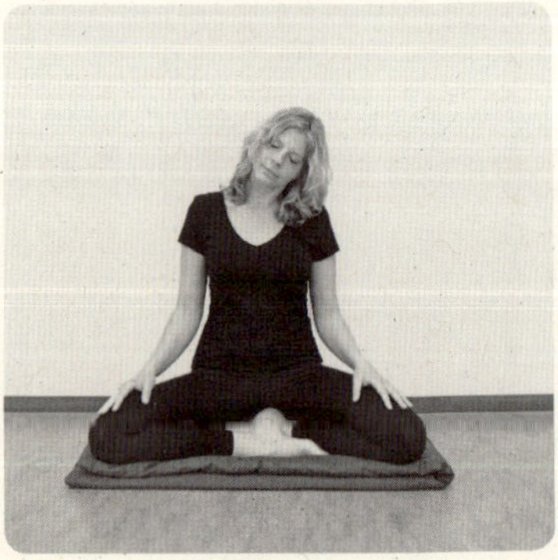

→ WO KÖNNEN SIE DIE WIRKUNG DER ÜBUNG SPÜREN?

- Nacken und Schulter (Stretching)

→ VARIANTEN UND EINSCHRÄNKUNGEN

- Nacken (zu stark gedehnt): Lassen Sie den Kopf nicht ganz hängen, beugen Sie ihn weniger.
- Achtung: Bewegen Sie den Kopf nicht nach hinten, so schützen Sie Ihren Nacken.
- Nicht geeignet bei Nackenbeschwerden.

Die Schultern lockern (2 Minuten)

Ziehen Sie die Schultern beim Einatmen hoch und dann nach hinten. Lassen Sie sie mit der Ausatmung sinken und bringen Sie sie nach vorne, einige Atemzüge lang. ... Wiederholen Sie die Bewegung in umgekehrter Richtung ... Ziehen Sie die Schultern dann in Richtung Ohren ganz hoch. Bleiben Sie kurz in dieser Position. Lassen Sie die Schultern mit einem Seufzer fallen und wiederholen Sie dies noch zwei Mal ... Spüren Sie der Übung noch ein wenig nach ...

→ WO KÖNNEN SIE DIE WIRKUNG DER ÜBUNG SPÜREN?

- Schultern (Stretching)

→ VARIANTEN UND EINSCHRÄNKUNGEN

- Nicht geeignet bei Schulterbeschwerden durch Verletzungen oder Entzündungen.

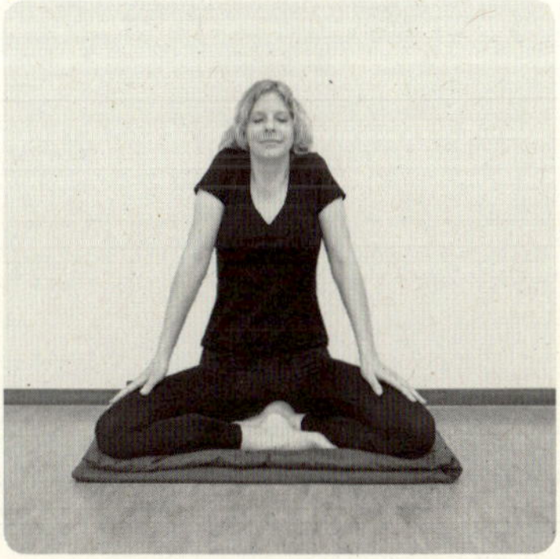

Kernübungen Woche 3 und Woche 6

Drehsitz (2 Minuten)

Bleiben Sie im Schneidersitz. Richten Sie den Rücken lang auf, als wäre ein Band an Ihrem Scheitel befestigt, das Sie hochzieht … Setzen Sie die linke Hand hinter sich auf den Boden … Haken Sie die rechte Hand hinter dem linken Oberschenkel ein … Schauen Sie über Ihre linke Schulter … Halten Sie den Rücken gerade und atmen Sie ruhig weiter … Um die Übung zu beenden, drehen Sie zunächst den Oberkörper und die Arme wieder nach vorne … Wechseln Sie die Seite … Bleiben Sie noch kurz im Schneidersitz und spüren Sie der Übung nach …

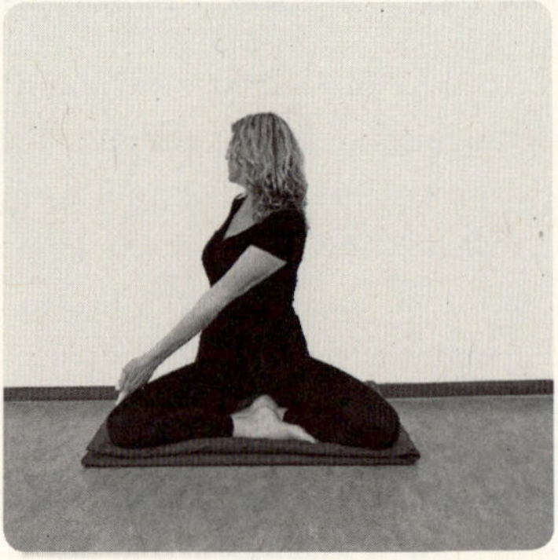

→ Wo können Sie die Wirkung der Übung spüren?

- Rücken, Oberkörper, Nacken (Twist)

→ Varianten und Einschränkungen

- Zu starke Drehung von Rücken, Oberkörper oder Nacken: Drehen Sie sich nicht so stark zur Seite.

Der Drache (4 Minuten)

Kommen Sie in den Vierfüßlerstand. Stellen Sie Ihren rechten Fuß vor sich auf den Boden, sodass das Bein einen rechten Winkel bildet … Schieben Sie das linke Bein etwas weiter nach hinten … Legen Sie die Hände auf den rechten Oberschenkel … Lassen Sie Ihre Hüften Richtung Boden sinken … Entspannen Sie sich so gut wie möglich in dieser Haltung … Um die Übung zu beenden, stellen Sie die Hände neben das vordere Bein und bringen das Bein nach hinten … Spüren Sie der Übung im Vierfüßlerstand nach … Wechseln Sie die Seite … Spüren Sie der Übung im Vierfüßlerstand nach …

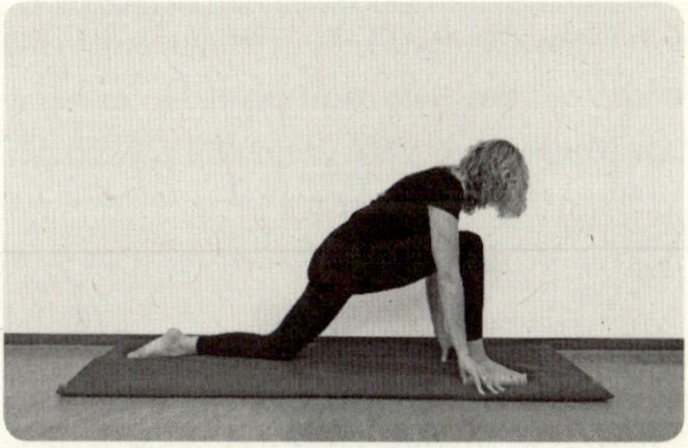

→ Wo können Sie die Wirkung der Übung spüren?

- Hinterseite vorderer Oberschenkel, Vorderseite hinterer Oberschenkel, Hüfte (Stretching)
- unterer Rücken (sanfte Kompression)

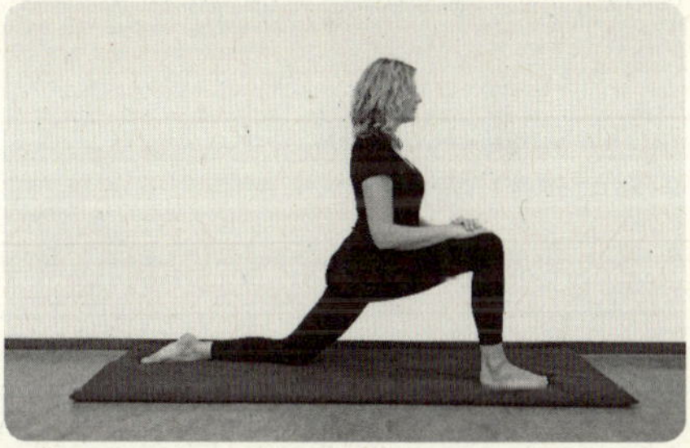

→ Varianten und Einschränkungen

- Zu starke Dehnung der hinteren Oberschenkelmuskulatur: Bringen Sie die Hüften nicht ganz so weit Richtung Boden.
- Zu starke Dehnung der vorderen Oberschenkelmuskulatur: Bringen Sie das hintere Bein nicht ganz so weit nach hinten.
- Zu starker Druck auf Knie oder Knöchel: Unter das Knie oder den Knöchel des hinteren Beines kann ein (gefaltetes) Handtuch gelegt werden. Oder legen Sie ein gefaltetes Handtuch unter das Schienbein, sodass das Knie den Boden nicht berührt oder beenden Sie die Haltung.

Kindhaltung mit gespreizten Beinen und Seitenstretching (4 Minuten)

Kommen Sie in den Vierfüßlerstand. Führen Sie die Zehen zusammen und spreizen Sie die Beine, bis die Knie fast den Mattenrand berühren … Drehen Sie sich zur rechten Seite, sodass der Oberkörper zum rechten Bein zeigt … Legen Sie sich auf das rechte Bein, wandern Sie dabei mit den Fingerspitzen so weit wie möglich nach vorne … Entspannen Sie sich so gut wie möglich in dieser Haltung … Wechseln Sie die Seite, indem Sie mit den Fingerspitzen über die Mitte zur linken Seite wandern … Um die Übung zu beenden, wandern Sie mit den Fingerspitzen zur Mitte … Richten Sie sich auf, indem Sie langsam Wirbel für Wirbel aufrollen, der Kopf folgt der Bewegung … Bringen Sie die Beine zusammen … Spüren Sie der Übung in aufrecht sitzender Position nach …

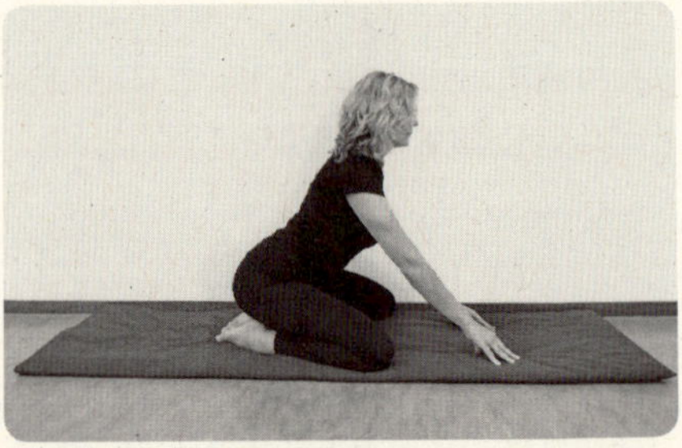

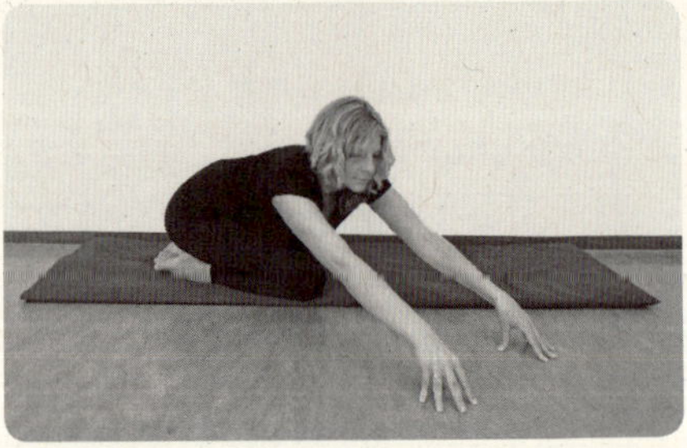

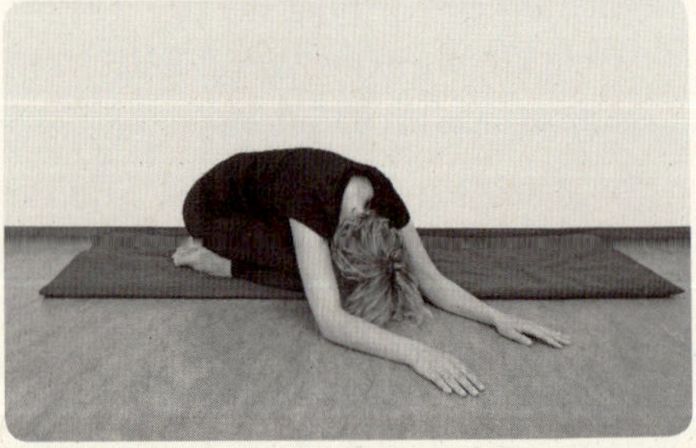

→ Wo können Sie die Wirkung der Übung spüren?

- Schulter und Arm (Stretching)
- Rücken (leichter Twist)
- Innenseite Oberschenkel (Stretching)

→ VARIANTEN UND EINSCHRÄNKUNGEN

- Zu starker Druck auf die Knie: Legen Sie ein Kissen zwischen Füße und Oberschenkel, um den Druck auf die Knie zu verringern oder beenden Sie die Haltung.
- Zu starker Druck auf die Knöchel: Legen Sie ein zusammengerolltes Handtuch unter die Knöchel.
- Zu starker Druck auf die Füße: Legen Sie ein Handtuch unter die Füße.
- Wenn die Oberschenkel die Füße nicht berühren, können Sie ein Kissen dazwischen legen, damit Sie trotzdem so gut wie möglich entspannen können.
- Nicht geeignet bei Schulterbeschwerden durch Verletzung oder Entzündung oder in der Schwangerschaft (es darf kein Druck auf den Bauch ausgeübt werden, die Beine sollten nicht zu weit gespreizt werden).

Nadelöhr (4 Minuten)

Legen Sie sich auf den Rücken. Stellen Sie den rechten Fuß auf den Boden, sodass das Knie zur Decke zeigt … Legen Sie den linken Knöchel auf das rechte Knie … Ziehen Sie das rechte Bein zu sich heran und halten Sie es fest … Versuchen Sie die Arme so gut wie möglich zu entspannen, auch wenn sie in dieser Haltung aktiv sind … Um die Übung zu beenden, lassen Sie das rechte Bein los, setzen den rechten Fuß wieder auf den Boden und stellen den linken Fuß daneben … Wechseln Sie die Seite … Stellen Sie beide Füße an den Rand der Matte und lassen Sie die Beine mit der Ausatmung nach rechts sinken … bringen Sie die Beine mit der Einatmung wieder nach oben und lassen Sie sie mit der nächsten Ausatmung nach links sinken … wiederholen Sie dies einige Male (Scheibenwischer-Bewegung) … spüren Sie der Übung während dieser Bewegung nach …

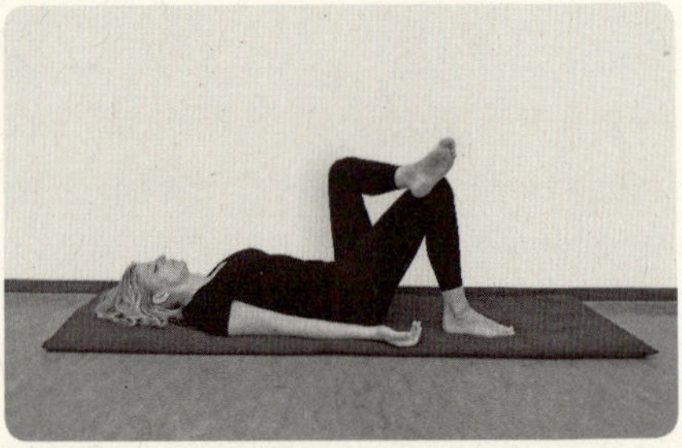

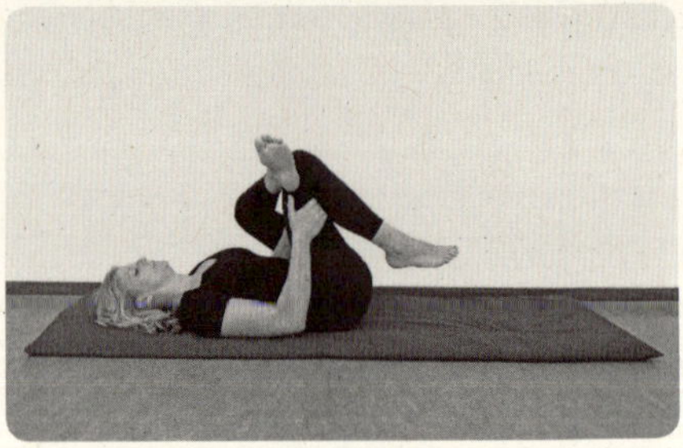

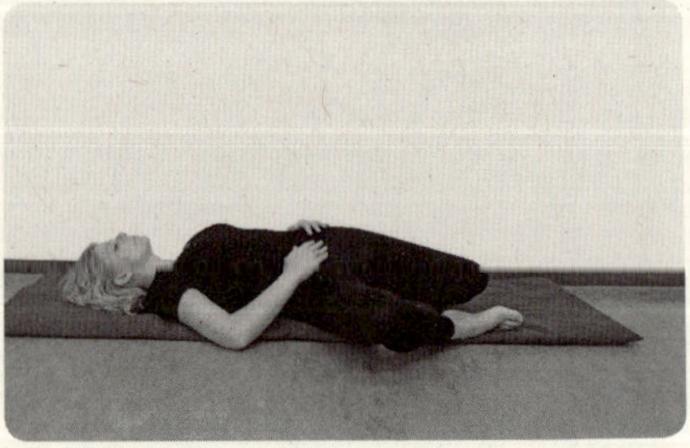

→ Wo können Sie die Wirkung der Übung spüren?

- Po, Seite Oberschenkel, Hüfte (Stretching)

→ Varianten und Einschränkungen

- Wenn die Übung zu belastend für die Knien ist, lassen Sie das Bein etwas lockerer oder beenden Sie die Haltung.
- Nicht geeignet bei Kniebeschwerden.

Halbe Kerze (3 Minuten)

Legen Sie sich auf den Rücken. Bringen Sie die Knie Richtung Brust. Wenn Sie es angenehm finden, können Sie ein wenig hin und her schaukeln oder mit den Beinen kreisen, sodass der untere Rücken massiert wird … Stellen Sie die Füße auf den Boden. Drücken Sie die Füße in die Matte, bringen Sie die Hüfte nach oben und legen Sie sich ein Meditationskissen oder etwas Vergleichbares unter die Hüfte … Strecken Sie die Beine gerade in die Luft … Entspannen Sie sich so gut wie möglich in dieser Haltung, die Beine bleiben oben … Um die Übung zu beenden, lassen Sie die Beine mit der Ausatmung langsam nach unten sinken … Wenn die Beine den Boden fast berühren, stellen Sie die Füße auf die Matte, damit Sie die Hüfte hochdrücken und das Kissen herausnehmen können … Bleiben Sie ausgestreckt liegen und spüren Sie der Übung noch kurz nach …

→ Wo können Sie die Wirkung der Übung spüren?

- Rücken (leichtes Stretching)
- Bauch (leichte Kompression)

→ Varianten und Einschränkungen

- Unangenehmer Druck auf dem Kopf oder Schwindel: Beenden Sie die Übung in Ruhe.
- Nicht geeignet bei hohem Blutdruck, während der Menstruation.

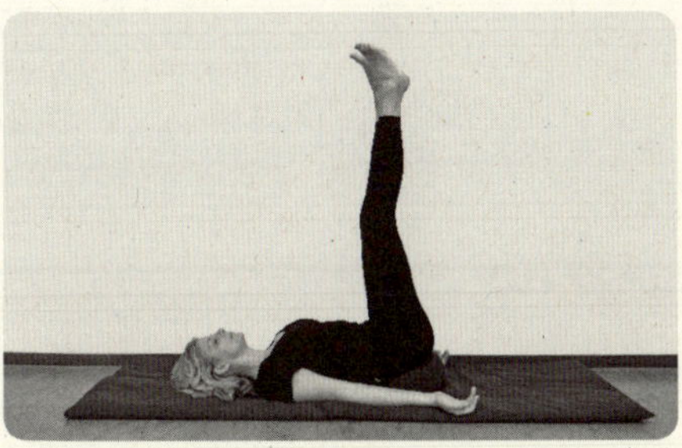

Abschluss Woche 3 und Woche 6

Savasana (3 Minuten)

Legen Sie sich auf den Rücken. Die Beine liegen nebeneinander, die Arme ausgestreckt neben dem Körper mit nach oben geöffneten Handflächen. Schließen Sie Ihre Augen … Entspannen Sie sich so gut wie möglich und lassen Sie völlige Ruhe eintreten … Spüren Sie, wie Sie hier liegen. Richten Sie Ihre Aufmerksamkeit auf die Rückseite Ihres Körpers … Spüren Sie den Kontakt mit dem Boden … wie Sie getragen werden … sodass Sie selbst einmal nichts tragen müssen, nichts tun müssen … Gelingt es Ihnen, mit jedem Einatmen noch etwas mehr in Ihrem Körper anzukommen? … Ihren Körper mit Aufmerksamkeit und Atem zu erfüllen? … Und mit jeder Ausatmung noch etwas tiefer zu entspannen, noch mehr loszulassen? … Mit jedem Einatmen kommen Sie mehr in Ihrem Körper an und mit jedem Ausatmen versinken Sie noch etwas tiefer in der Matte, werden Sie noch etwas schwerer … Auch wenn Sie jetzt gerade nichts tun, tun Sie eigentlich sehr viel … Denn in dem Moment, in dem der Körper zur Ruhe kommt, beginnt er sich zu regenerieren … Und wir vergessen manchmal, wie wichtig Ruhepausen sind, wie wichtig es ist aufzutanken …

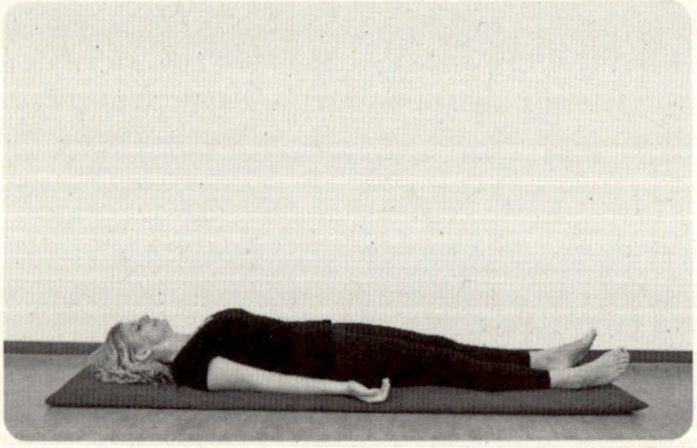

Weitere Literatur aus dem Arbor Verlag

JON KABAT-ZINN

Achtsamkeit für Anfänger

In diesem Buch zeigt uns Jon Kabat-Zinn, wie wir die Praxis der Achtsamkeit in unser Leben integrieren können. Mit seinen begleiteten Übungen und Meditationen bietet Achtsamkeit für Anfänger einen Einstieg für all jene, die mit der Achtsamkeits-praxis noch wenig oder gar keine Berührung hatten. Doch auch den Freunden seiner Arbeit und den Teilnehmern von MBSR-Kursen vermag dieses grundlegende CD-Buch ein täglicher Begleiter auf dem Weg der Achtsamkeitspraxis zu sein.

Die beigefügte Audio-CD lädt uns ein, die Praxis der Achtsamkeit zu entfalten und im Moment zu verweilen. Genau hier, genau jetzt – um so das wahre Potential unseres Menschseins auszuloten.

Wer praktisch in die Welt der Achtsamkeit eintauchen will, findet in diesem Einführungsprogramm alles, was er braucht. Das Basiswerk für alle, die sich für Achtsamkeit interessieren.

Achtsamkeit für Anfänger ist seit Jahren eines der meistverkauften Bücher im Arbor Verlag. In dieser 2013 komplett neuen Ausgabe wurde das Werk grundlegend überarbeitetet, umfangreich erweitert und neu eingesprochen von Lienhard Valentin. Als Geschenk an seine deutschen Leserinnen und Leser spricht Jon Kabat-Zinn die einführende Essmeditation in deutscher Sprache.

ISBN 978-3-86781-100-2

JANICE MARTURANO

Mindful Leadership

Ein Weg zu achtsamer Führungskompetenz

Sehen auch Sie morgens einem weiteren „wahnsinnig vollen" Tag entgegen? Die Bezeichnung „Führungskraft" scheint manchmal gleichbedeutend zu sein mit „jemand, der nonstop von früh bis spät Probleme löst".

Dies muss nicht sein. Wissenschaftliche Forschungen haben gezeigt, dass Achtsamkeitspraxis die geistige Gesundheit sowie die Leistungsfähigkeit in praktisch jeder Hinsicht verbessert. Dabei stellt dieses Buch keine neue Leadership-Methode vor, die ohnehin überarbeiteten Menschen weitere Lasten aufbürdet. Vielmehr werden die Prinzipien der Achtsamkeit durch Übungen für Menschen in Führungspositionen alltagstauglich gemacht, um sie bei ihren Herausforderungen im Arbeitsleben zu unterstützen.

Ob Sie nun ein Unternehmen leiten, eine Non-Profit-Organisation, eine Klasse oder eine Familie – *Mindful Leadership* wird Ihnen genau dabei ein wertvoller Wegbegleiter sein.

„Das Buch zeigt, wie Achtsamkeitstraining den wesentlichen inneren Raum schafft, um konzentrierte, klare, kreative und mitfühlende Führung zu leben. Überzeugende Beispiele aus Unternehmen und praktische Übungsanleitungen vermitteln, wie Achtsamkeit zu weisen Entscheidungen führt und welche verwandelnde Wirkung Führungspräsenz auf Mitarbeiter und Kollegen, ganze Firmen und unsere Welt haben kann. Ein sehr inspirierendes Buch!"

Nicole Stern,
Achtsamkeitsmeditationslehrerin, Führungskraft
und Expertin für Achtsamkeit im Beruf

ISBN 978-3-86781-129-3

CHRISTOPHER GERMER

Der achtsame Weg zum Selbstmitgefühl

Wie man sich von destruktiven Gedanken und Gefühlen befreit

Das Leben ist hart, vieles kann enorm schieflaufen.

Oft schämen wir uns dann und werden selbstkritisch. Wir fragen uns: „Warum schaffe ich es nicht?“ oder „Warum ich?“. Vielleicht setzen wir auch alles daran, uns selbst wieder „in Ordnung zu bringen“, und machen damit alles nur noch schlimmer. Doch wir können lernen, mit Kummer und Leid auf eine andere, gesündere Art und Weise umzugehen. Anstatt schwierigen Gefühlen mit erbittertem Widerstand zu begegnen, können wir unseren Schmerz anschauen, beobachten und mit Freundlichkeit und Verständnis darauf reagieren. Das ist Selbstmitgefühl: Wenn wir uns so mitfühlend um uns selbst kümmern, wie wir es bei einem geliebten Menschen tun würden.

Bereits ein Augenblick, in dem wir mitfühlend und liebevoll mit uns selbst umgehen, kann unseren Tag verändern, und viele solcher Momente können unserem Leben eine ganz neue Richtung geben. Die Befreiung aus der Falle destruktiver Gedanken und Gefühle durch Selbstmitgefühl kann unsere Selbstachtung von innen heraus stärken und sogar Depressionen und Ängste vertreiben.

„In diesem wichtigen Buch erhellt Christopher Germer die unendliche Vielzahl von Synergien, die zwischen Achtsamkeit und Mitgefühl bestehen. Er zeigt effektive Wege auf, wie wir auf geschickte Weise sicherstellen können, dass wir uns selbst einladen, im liebevollen Herzen des Gewahrseins selbst zu verweilen.“

Jon Kabat-Zinn

ISBN 978-3-86781-145-3

Arbor Verlagsprogramm

Umfangreiche Informationen zu unseren Themen, ausführliche Leseproben aller unserer Bücher, einen versandkostenfreien Bestellservice und unseren kostenlosen Newsletter. All das und mehr finden Sie auf unserer Website.

www.arbor-verlag.de

Arbor Seminare

Die gemeinnützige *Arbor-Seminare gGmbH* organisiert regelmäßig Seminare und Weiterbildungen mit führenden VertreterInnen achtsamkeitsbasierter Verfahren. Zudem informiert sie über aktuelle Entwicklungen in diesem Bereich und trägt Achtsamkeit auf diese Weise nachhaltig in die Gesellschaft. Nähere Informationen finden Sie unter:

www.arbor-seminare.de

Arbor Online-Center

Mit dieser Plattform hat Arbor einen virtuellen Ort der Inspiration und des Lernens rund um das Thema Achtsamkeit geschaffen. Lernen Sie die AutorInnen unserer Bücher und die ReferentInnen unserer Veranstaltungen kennen: in Interviews, Vorträgen, Meditationsübungen, Webinaren, Podcasts sowie Online-Kursen und zahlreichen weiteren Ressourcen.

www.arbor-online-center.de